LA MAISON DU MORT

Du même auteur

Quai des ombres,
Fayard, 2003

Dominique Lecomte

La Maison du mort

Fayard

Couverture Atelier Didier Thimonier
Photo © Philippe Sohiez

ISBN : 978-2-213-60932-4

© Librairie Arthème Fayard, 2010

À la mémoire de mon père

*À Thomas, Mathieu, Alice…
pour plus tard*

*À tous ceux qui me soutiennent
par leur amour, leur amitié*

PROLOGUE

Le train roule à faible allure. Quelques blocs de glace se disloquent le long de la voie dans un vacarme sourd. Tout est blanc à perte de vue. Une épaisse couverture de neige immaculée recouvre le paysage. Noirs, les arbres dévalent en horde des collines blanches. Le train s'engouffre dans un tunnel et débouche sur des étendues cotonneuses piquetées des toits de maisons blotties çà et là les unes contre les autres. Bas et blafard, le soleil arrive à percer. Un camion noir roule sur la route, la poudreuse l'enrobe d'une longue traîne et l'emporte. Une usine encrassée crache sa fumée. Blanc et noir : deux extrêmes, bien et mal, vie et mort, comme un résumé de la destinée humaine se déroulant sous mes yeux alors qu'au chaud je me laisse bercer par le roulis du train. Soudain, je ne distingue plus le ciel de la terre, la tempête de neige engloutit le convoi. La nuit tombe d'un coup, tout devient gris sombre, puis d'un noir d'encre. Je m'endors.

Le train entre en gare lentement, comme exténué. Une foule dense est massée sur les quais encombrés par le retard. Je cherche des yeux la sortie. Quel bonheur : tu m'attends ! Je te serre fort dans mes bras. La séparation a été longue, on rayonne de joie, on échange : sur toi, ton travail, la famille, la neige, Noël qui approche.

Je vais oublier le rude quotidien et passer les fêtes auprès de vous, mes enfants et petits-enfants. Je suis venue dans votre belle maison pour profiter de vous, des petits tout excités qui gambadent et virevoltent comme des tourbillons de vie autour du lourd sapin que vous avez décoré de guirlandes, de boules de chocolat faites maison, de bonshommes en pain d'épice, illuminé de vraies bougies.

En posant mes valises, j'ai l'impression de me délester d'un plus lourd fardeau : au milieu de vous que j'aime, passé et futur n'ont plus d'importance, c'est l'instant présent qui compte. Je veux tenter de l'arrêter, de le retenir, de m'agripper à lui, de le graver dans ma mémoire pour m'aider à aller au bout de la route que j'ai choisie.

PROLOGUE

Toi, mon vieil ami, mon confident, tu as souhaité me rejoindre dans ce havre pour comprendre la vie que je mène à Paris, et pourquoi j'insiste tant sur la nécessité d'apprendre à savourer les instants de bonheur, voire de simple quiétude. Un jour, au cœur de la médina de Fez, un Fassi assis en tailleur au milieu de ses paniers de dattes et de fruits secs m'a lancé : « Toi, tu as la montre, moi, j'ai le temps. » Cette phrase ne cesse plus de me poursuivre. Combien, comme moi, courent par nécessité ? objecteront certains en avançant de bons arguments. Ou parce que leur activité débordante est devenue le seul support de leur existence, corrigeront d'autres avec un regard peu amène à mon endroit. Quand on est quelqu'un d'important, le temps fait figure d'adversaire. L'accélération de la société accomplit le reste : elle nous le dérobe et nous emporte comme des fétus de paille.

Tu sais que je vis au milieu des morts. De la mort et des vivants confrontés à la perte brutale d'un des leurs dans un tsunami de sentiments : déni, remords, culpabilité, haine, effondrement, désespoir... Venus visiter leur défunt, cette confrontation brutale est pour eux un moment unique, soit d'intense douleur, soit de recueillement, soit de pause contrainte, même si celle-ci ne dure qu'un bref instant.

Toi, mon ami, mon confident, tu as profité de la tiédeur des lieux, de l'arôme de la bûche et du sarment de vigne se consumant dans la cheminée, d'un verre de vin – le « blanc de noir », qui réchauffe le palais –, de ce plat simple fait de fromage brûlant coulant sur des pommes de terre et dont je raffole, pour me faire raconter ma longue familiarité avec cette mort maudite, toujours qualifiée d'injuste par ceux à qui elle arrache un être cher. Nombre de soignants dans les hôpitaux, le personnel des maisons de retraite et celui des pompes funèbres rencontrent eux aussi les familles et connaissent bien les souffrances endurées lors de la confrontation avec le corps sans vie de l'être aimé. Mon expérience est plus singulière : j'ai passé vingt-deux ans dans cette « Maison du mort », l'Institut médico-légal de Paris, parmi les victimes de morts violentes, toujours inattendues pour l'entourage, et toute la journée au contact de leurs proches. Dans la première rencontre de ceux-ci avec leur défunt se mêlent toujours l'hébétude, l'effondrement, puis la colère, la révolte, avant que viennent enfin, avec le recueillement, la tendresse et l'émotion.

La littérature est muette sur cette mort bien particulière liée au fait divers, et j'ai cherché à montrer que, confronté à une mort considérée de ce fait comme « illégitime », on a tôt fait de franchir les bornes de la violence avant de repasser à la douceur, du noir au blanc, ces deux extrêmes de la vie.

Sans doute avais-je besoin de ce tourbillon de vie des jeunes enfants autour de nous pour te parler de cette mort brutale où tout ce qui est blanc bascule subitement dans le noir.

Pour mes amis, je suis le médecin des morts, mais j'ajoute toujours que je suis aussi le médecin des vivants confrontés à la mort. Avant d'entamer ces récits crépusculaires, sache que l'affection des miens est pour moi la plus belle source de lumière, celle qui m'a permis de comprendre et de faire comprendre cette inéluctable dimension de la vie qu'est la mort.

Mort subite
ou mort maudite ?

La mort subite, inattendue, l'inopinée, c'est la mort des autres ; jamais elle n'est imaginée pour l'un des siens. Lorsqu'elle fait irruption dans une famille, elle prend aussitôt une connotation d'extrême violence, que sa cause soit accidentelle, criminelle ou naturelle. Elle agresse la vie quotidienne de ceux qui entourent la victime, et tout devient alors démesuré pour eux ; les cris, les pleurs autour du mort sont signes de leur détresse.

Quand le petit vient de naître, il crie et tout le monde s'en réjouit. Ce cri montre qu'il est vivace, il respire, l'air déplisse les alvéoles de ses poumons, confirme le médecin ; mais n'est-ce pas aussi le cri de la première séparation, de la fin de sa première existence dans le ventre de la mère ? Dès lors, les pertes pour lui vont se succéder : celle du doudou, des amis, d'un amour, d'un emploi, de l'argent, de la vie familiale ou professionnelle, de ses facultés personnelles, physiques ou intellectuelles, jusqu'à celle, définitive, de la vie : la mort. Ces pertes sont entremêlées de moments de joie, de plaisir, de force intérieure, de confiance en soi, de bien-être, de tout ce qui fait la richesse et la beauté d'une vie.

Cris et pleurs envahissent chaque jour le bâtiment du quai de la Râpée, l'IML, l'Institut médico-légal – la Morgue pour les profanes –, où affluent les familles des victimes de la vie ; marquant l'ultime séparation d'avec celle ou celui que l'on a aimé, ils retentissent parfois si fort que les murs en résonnent, ne laissant personne indifférent.

Je les comprends, ces cris et ces pleurs ; ils extériorisent la douleur du survivant dans la détresse et l'angoisse, ils sont comme l'ultime appel au disparu et à ce qu'il a représenté, mais ils traduisent aussi le vertige du vide. Ce sont des réflexes de vie salvateurs pour ceux ou celles qui crient et qui pleurent. Aucun d'entre nous n'est façonné à l'identique, toute perte, à plus forte raison lorsqu'elle est définitive, fait sortir l'être humain de l'indifférence habituelle, car même lorsque la fin est pressentie, on pense toujours qu'elle ne surviendra jamais.

La mort brutale est vécue comme violente ; dans une soudaineté réflexe, contrôlée ou non, elle mobilise toutes les forces intérieures, toute l'énergie de celui qui la subit. Comme mû par un instinct vital, une réaction animale, le proche, sidéré par l'événement, va rugir comme une bête blessée. Les cris, les pleurs sont l'expression d'une surcharge de douleur, d'un trop-plein de souffrance. Quelles que soient les cultures, ces manifestations de vie sont bénéfiques. Il s'agit de faire sentir à tous, et d'exprimer à l'intention du défunt, l'immensité de sa peine. Au sein de certaines communautés, les pleureuses, par des accès d'hystérie, canalisent la souffrance collective, et, souvent, plus l'assemblée est bruyante, plus grand est l'honneur rendu ainsi au mort. Chez nous, l'absence de cris ou de pleurs en viendrait presque à m'inquiéter, dans certains cas : la personne cherche-t-elle à se montrer discrète, à retenir sa douleur, à la dissimuler, à la maîtriser, voire à l'enfouir dans quelque passé douloureux, ou s'en est-elle déjà délestée sur une force extérieure, qu'elle soit religieuse, philosophique ou autre ? Parfois, elle est tellement contenue qu'elle risque de devenir explosive.

Un homme est assis face à l'hôtesse d'accueil. Celle-ci remplit le dossier administratif, dresse avec lui l'inventaire rapide de quelques vêtements qu'il apporte un peu tôt, le départ de sa fille ne devant se faire que le surlendemain. Je suis en train de signer des parapheurs, puis m'en vais examiner ma nursery d'orchidées, cherchant le signe annonciateur d'une prochaine floraison, lorsque l'hôtesse se tourne vers moi. Nos regards se croisent : elle me fait comprendre que quelque chose ne va pas. Je m'approche et, gentiment, tout en parlant des vêtements que l'on va mettre de côté en attendant le départ du corps, je demande au monsieur s'il souhaite se recueillir un moment auprès de sa fille. « Non ! » répond-il fermement. Je quitte l'accueil sans mot dire. Je repense au corps de cette jeune fille que j'examinais ce matin, découverte pendue à une simple corde après avoir bu une bouteille entière de whisky. Elle avait griffonné sur un papier : « Je vous aime, pardon. » Mot très court, trop court.

Soudain, revenant dans le couloir, je me trouve à nouveau face au même homme. « Il vous attend, me dit l'hôtesse ; il a changé d'avis. – Je vous accompagne, lui dis-je ; nous allons patienter un instant, le temps que l'on prépare le corps de votre fille. »

La salle d'attente baigne dans le soleil ; il s'approche de la baie donnant sur la Seine. Les bateaux de plaisance y côtoient les péniches ; il les regarde défiler, les yeux dans le vague. Je reste debout près de lui, sans dire un mot, puis, au bout d'un moment, je lui confie que j'ai pratiqué l'examen médical de sa fille ce matin-là, qu'elle est très belle, et c'est alors que ce père malheureux se met à me parler d'elle, de sa mère décédée alors qu'elle n'avait que quatorze ans, de son fils plus âgé atteint d'un cancer, qu'il porte seul. Je garde le silence. Il parle, parle, comme pour vider un sac trop lourd qu'il ne peut plus charrier, qui l'écrase et l'étouffe. Le calme revenu, je l'accompagne près du corps de sa fille et le laisse un instant ; puis il revient vers moi : une larme perle au coin de ses yeux, il me serre le bras sans rien dire et je le raccompagne.

Tu vois, cet homme ne peut pas, ne peut plus pleurer, il ne peut que retenir sa douleur, tant sa peine est étouffante. Il a besoin de rameuter ses sentiments et, pour cela, de parler, parler, il faut l'y aider tout en respectant sa volonté. Cette larme est une goutte d'eau dans un torrent qui ne peut encore se déverser.

J'ai rencontré un jour un couple qui m'a tout autrement surprise. Ils se présentent à l'accueil pour voir leur fils ; une jeune fille les accompagne. L'homme est décoré de la Légion d'honneur et se dit haut fonctionnaire. J'ai examiné le matin même le corps de son fils, trouvé mort à son domicile parmi tout un lot de boîtes de médicaments. J'ai remarqué la présence de vernis noir sur ses ongles de pieds, de nombreux piercings au visage et au nombril. Sa penderie contenait des tenues gothiques, d'après les fonctionnaires de police chargés de l'enquête qui ont également trouvé une lettre du père glissée sous la porte de l'appartement. Le contact entre père et fils n'était donc qu'épistolaire, et sur l'écran de son ordinateur le fils avait laissé cette unique phrase : « Je n'en peux plus de vous mentir. » Pour ce père, se rendre à l'IML est une épreuve imposée. Pour lui, le drame est inexplicable, inacceptable : il le dit et le répète. Ce haut fonctionnaire avait-il jamais imaginé tant de souffrance chez son fils ?

Je le conduis près du corps. En l'apercevant, il s'excuse aussitôt pour sa barbe mal rasée. Je ne lui réponds pas, car ce ne sont pas là des propos ordinaires lors de la confrontation avec un mort : un tel détail paraît si dérisoire ! La mère et la fille, unies, restent silencieuses, tête baissée. Le père ne laisse place à aucune émotion autour de lui. Alors, comme pour briser le carcan qui enserre cette famille, je me tourne vers la mère et, la replaçant ainsi dans son rôle, lui murmure que c'est bien d'être venue près de son « petit ».

J'ajoute que je le garde pour l'instant avec moi et qu'il reposera en paix. Très proche de sa mère, la fille me regarde avec des yeux remplis de larmes.

Tu comprends qu'une telle rigidité d'attitude et d'esprit ne peut qu'entraîner une douleur terrible chez chacun des membres de cette famille. Tout n'est chez eux que retenue ; pleurs, cris, rien ne doit sortir, ils ne peuvent qu'empiler des couches successives de souffrance refoulée. Tu vois pourquoi je préfère que les familles de défunts pleurent, fût-ce bruyamment.

Par son obsession du prestige et de la sauvegarde des apparences, je pense que cet homme croyait se préserver de la détresse et de la hantise de la mort, mais que faire pour lui ? Il m'a semblé que je me devais de respecter son attitude, me bornant à entrouvrir une petite lucarne d'échange, ce qui, tu l'as probablement perçu, a entraîné les larmes de la sœur. Dans cette attitude rigide, claquemurée, les verrous seraient à chercher ailleurs, trop solides pour être ne fût-ce que légèrement forcés.

Le médecin que je suis compare la disparition brutale d'un être cher à une plaie anfractueuse de l'âme et du corps chez celui qui reste. Elle est si douloureuse que le simple fait de l'effleurer peut faire extrêmement mal. On doit tranquilliser le malade et, dans une relation de confiance, nettoyer ce cratère meurtri avec une grande douceur, le parer comme le ferait un chirurgien pour éliminer les impuretés, permettre une cicatrisation. Il faut éviter toute complication inflammatoire pouvant déboucher sur une infection généralisée, ou du moins sur une cicatrice chéloïde du fait d'une reconstruction hâtive, forcément disgracieuse. Pleurer, parler, crier, c'est procéder au nettoyage et au débridage de cette plaie, et l'homme a d'ailleurs des glandes lacrymales, des cordes vocales, une langue pour exprimer aussi son chagrin, sa douleur. Il a les outils mais ne sait pas ou n'ose pas s'en servir, encore moins se faire aider pour apprendre à les utiliser, à apprivoiser la douleur ressentie. Je ne fais pas ici la maligne ; à moi aussi il est arrivé de toucher le fond de la souffrance.

L'IML a l'expérience et surtout une bonne connaissance scientifique de la mort inattendue, « illégitime », celle qui dérange, bouleverse, qu'elle soit subite, naturelle, violente ou simplement suspecte. Le fait qu'elle survienne de façon inopinée ne suffit cependant pas à en faire, pour les médecins, une mort subite au sens littéral du mot, et ils ne retiennent dans leurs études que les cas où la mort se produit sinon instantanément, du moins très rapidement chez un être apparemment en bonne santé. La mort subite peut survenir à tout âge, y compris chez les enfants, mais elle est à l'évidence plus fréquente à un âge avancé.

La mort subite est, dit-on de nos jours, une « belle mort » pour la victime, elle survient tout à coup, terrassant sans prévenir, dans l'inconscience, sans l'angoisse de l'agonie et de la douleur, un être qui semblait bien portant : c'est une mort non préparée, celle que nous appelons de nos jours la mort « idéale », considérée comme inaperçue. « Il est mort dans son sommeil, il ne s'est pas réveillé. » Il n'a pas eu le temps de préparer son départ, et notamment d'y préparer ses proches, cela correspondait jadis à la mort « maudite ».

Autrefois, on chérissait la mort lente, qui n'en finissait pas de venir dans des souffrances que l'on ne savait pas maîtriser, et qui permettait, tout au long de l'agonie, un retour sur soi et sa vie antérieure. Montaigne écrit dans le dernier de ses *Essais*, au XVIe siècle : « La mort se mêle et se confond partout à notre vie. » L'époque était familiarisée avec la mort, avec son spectacle, son vécu, son cérémonial. Les élites méditaient sur le crâne des vanités. Celle de Philippe de

Champaigne est l'un des tableaux les plus célèbres du XVIIe siècle : dans la rigueur et le dépouillement, elle met frontalement et presque brutalement le contemplateur face à la tragique précarité de la vie. On est frappé par la puissance suggestive de cette œuvre mettant en scène une tulipe dans un vase, un crâne, un sablier posé sur une planche. La lumière anime la moitié du tableau comme pour signifier que la beauté s'y épanouit alors que la mort, sombre et menaçante, attend son heure, tapie dans le clair-obscur. En ce temps-là, l'instant fatal était considéré comme un moment privilégié où la vérité ultime apparaissait.

Dans une œuvre du XVIIIe siècle, David a peint la mort de Marat. Le corps poignardé est effondré dans la baignoire avec un tel réalisme, la pâleur du visage christique est telle qu'on a l'impression que l'assassinat vient de se produire sous nos yeux. Le moment est rendu encore plus effrayant par le fait que la mort a terrassé Marat alors qu'il écrivait une lettre qu'il tient encore de la main gauche, la plume encore dans la droite : signes qu'à tout moment la vie peut brutalement s'arrêter.

Du XVIIe au XIXe siècle, l'idéal chrétien consiste à méditer sur sa fin dernière et sur le but de son existence. La mort est omniprésente, elle envahit toutes les saisons de la vie. Corneille peut écrire :

« Chaque instant de la vie est un pas vers la mort. » Par ailleurs, l'emprise religieuse, dans toutes les classes sociales, nourrit l'angoisse du salut avant même la fin du mortel qui attend la miséricorde céleste pour l'expiation de ses péchés. Ce n'est qu'au XVIIIe siècle que s'amorce le déclin de la notion d'Enfer. Voltaire dira, en parlant de la mort : « Il suffit de n'y point penser. » Après la mort-spectacle sur l'échafaud sous la Révolution, les scènes publiques de la mort survenue au lit sont valorisées dans une douleur drapée, elles marquent les débuts du romantisme et d'une sensibilité nouvelle : le droit aux larmes. On voit aussi apparaître au début du XIXe siècle, près du mort, le médecin, en redingote noire et chapeau haut-de-forme, comme pour témoigner, à travers le personnage du maître de l'art, de la lutte contre la maladie et la mort. La seconde moitié du même siècle voit enfin se répandre la symbolique funéraire, avec les démonstrations du grand deuil, qui va en se démocratisant parmi les couches sociales moyennes.

Au Moyen Âge, toute mort non attendue, non préparée était considérée comme laide, vilaine, perturbatrice ; elle faisait peur, « paraissait chose étrange et monstrueuse » dont on n'osait pas parler, et la malédiction s'abattait plus particulièrement sur la victime de la mort subite, la *mors repentina* ou mort imprévue, qualifiée de honteuse, signe de la colère divine condamnant à « mourir non pour quelque cause manifeste, mais par le seul jugement de Dieu ». D'aucuns pensaient alors que le mort devait être privé du chant des personnes présentes à son inhumation, puisque sa mort n'avait pas eu de témoins. Prudemment, l'Église essayait d'épargner l'infamie à certaines catégories de morts subites, par exemple les cas d'accidents survenus au cours de jeux, la mort n'apparaissant pas comme la conséquence d'un acte ayant pour objectif de tuer. Les assassinés étaient en revanche pénalisés, et ce préjugé populaire persista encore au début du XVIIe siècle, ce qui obligea les prédicateurs à trouver des justifications au trépas de Henri IV.

À notre époque aussi, la mort subite est le plus souvent sans témoin. En rentrant du travail on la découvre morte, dans la salle de séjour, près du téléphone... Il ne répond plus aux appels, le courrier s'accumule... Elle n'est pas descendue faire ses courses... Je l'ai eu hier au téléphone, tout allait bien, semblait-il, il nourrissait plein de projets... Il s'est effondré dans la rue, a chuté sur le trottoir, s'est écroulé dans le métro, sur le quai de la gare, à l'aéroport... On a essayé de lui porter secours, il est mort dans mes bras... J'entends ce type de récits tous les jours. Cette mort soudaine, inopinée, est considérée comme douce pour le défunt, et j'ai même souvent entendu des membres de la famille me dire qu'ils souhaiteraient mourir comme lui, subitement, sans souffrir. À leurs yeux, il est passé paisiblement de vie à trépas, mais pour eux, survivants, c'est à ne plus trop savoir où ils en sont, avec la mort et la vie.

Pour ceux qui restent, la famille, les proches, la mort subite entraîne, par la rupture inattendue du cours de la vie, une sidération de l'âme. La soudaineté de l'événement est d'une telle violence que la mort paraît suspecte, instille le doute, d'autant plus qu'on ne trouve pas d'explication rationnelle à cette disparition, puisqu'il n'y a pas eu de témoins. Quand la victime est jeune, le doute se fait encore plus important, la mort d'un jeune n'étant pas dans l'ordre normal des choses.

Un jour, je suis appelée en salle d'arrivée des corps, où le personnel ouvre, en présence de fonctionnaires de police, un cercueil à la suite d'une exhumation. Quelle n'est pas ma surprise de retrouver le corps de l'homme à qui j'avais mis (avant fermeture du cercueil) un chapeau de paille et des Ray Ban, le mois précédent, à la demande instante de son fils. Celui-ci n'arrivait pas alors à accepter la séparation définitive d'avec son père, il différait l'instant du départ, et voici que le corps revenait pour une autopsie qui n'avait pas été jugée utile à l'époque. Celle-ci, une fois effectuée, confirme les résultats de l'examen externe : mort d'origine cardiaque. Il est replacé dans son cercueil et quitte aussitôt l'IML – mais, cette fois, seul.

On voit ainsi souvent jusqu'où peut aller le doute, lors d'une mort inopinée : l'incrédulité est la plus forte, car il n'y a eu chez la victime aucun signe clinique prémonitoire, ni plainte ni consultation médicale préalables pour attirer l'attention de l'entourage.

Cet homme âgé est parti chercher un peu d'argent à la billetterie du coin. Il est bousculé par un individu qui s'empare des billets. Dépité, il rentre chez lui, sans blessure corporelle mais contrarié. Il déjeune normalement, fait sa sieste. Quand il se relève, son épouse lui conseille fermement de porter plainte tout en lui faisant ressasser l'événement ; elle appelle le commissariat ; la police se déplacera, compte tenu du grand âge de la victime, pour recevoir sa plainte. En fin d'après-midi, les fonctionnaires de police se présentent au domicile ; dès leur apparition, le vieil homme s'écroule, mort. À l'autopsie, on découvre que son cœur était très malade ; ni lui-même ni personne d'autre ne le savait. L'événement avait pris de plus en plus d'ampleur dans la journée et passé son entendement. Le choc émotionnel causé par l'apparition des policiers avait eu raison de lui.

La colère, la frayeur, le choc psychologique sont regroupés sous l'expression anglo-saxonne de *mental stress*. Ce stress mental peut provoquer une mort subite en entraînant un trouble mortel du rythme cardiaque sur une pathologie connue ou méconnue. Dans sa fameuse formule, J. Hunter disait : « Ma vie est à la merci de tout scélérat qui choisira de me mettre en colère », identifiant bien, par là, le rôle néfaste que peut jouer tout état de stress, encore appelé « gâchette endogène mortelle » par les médecins.

C'est aussi le cas de ce passant qui souhaite payer son journal avec un billet de 100 euros ; le marchand refuse, alléguant que le billet risque d'être faux. Contrarié, notre homme part à la banque voisine qui valide son billet. Il se représente chez le marchand, lequel refuse à nouveau de le servir. Sous le coup de la colère, le ton monte. À l'issue d'un échange de propos virulents, notre homme ressort du magasin mais s'écroule sur le seuil, mort.

Mort criminelle

Ils viennent voir leur sœur, sauvagement assassinée d'un coup de feu alors qu'elle était enceinte et devait prochainement accoucher. Son mari a lui aussi été tué à ses côtés. Un autre couple qui dînait ce soir là avec eux est également tombé sous les balles. Excédé par le bruit de leur soirée, un voisin, dans un accès de folie, a saisi son arme, vidé son chargeur, puis retourné l'arme contre lui. Tous ces corps mutilés, baignant dans leur sang, sont arrivés dans la nuit à l'Institut. Ils ont été examinés, lavés, préparés pour la présentation, car à l'horreur d'un drame comme celui-ci il faut éviter d'ajouter l'horreur engendrée par les traces de sang.

La famille connaît la cruauté de l'événement, elle est passée au commissariat, elle a été interrogée, et on lui a dit que cette sœur était à l'Institut. Voilà une chose qui va te surprendre : ces proches rassemblés dans le hall d'accueil m'ont confié qu'ils étaient venus vérifier, car ils ne croyaient pas que les convives étaient tous morts. Puis ils ont découvert leur sœur derrière la cloison vitrée, d'une extrême pâleur, le visage couleur de porcelaine, le corps couvert d'un drap blanc, comme si toute cette blancheur devait ajouter à l'irréalité de l'événement. Mais le mauvais rêve, me dirent certains d'entre eux, s'est alors brusquement transformé en effroyable réalité.

Dans un pareil contexte, la rencontre avec le corps passe par des étapes douloureuses à franchir. Dans un premier temps, c'est la prise de conscience de la réalité de la mort et d'une perte irrémédiable ; puis vient, dans un second temps, la prise de conscience de la réalité sordide de la cause de la mort.

Cette famille s'est présentée à l'accueil dans un état de profonde révolte, en invectivant le personnel. Puis sa souffrance s'est transformée en colère contenue, toujours près d'exploser. Ils sont comme furieux de ne pas avoir eu davantage d'emprise sur le cours des événements. Le personnel de l'IML fait montre d'une humanité remarquable, car il faut beaucoup de patience et de doigté pour expliquer, dans un tel climat de tension, les démarches administratives, toutes plus contraignantes les unes que les autres, que les familles, en l'occurrence, vivent comme un cauchemar supplémentaire, injustement imposé par un événement lui aussi injuste. Ils exigent des détails, veulent comprendre les causes de la mort : « Comment cela s'est-il passé ? » répètent-ils. Envahis qu'ils sont par la haine de tout et de tous, j'ai observé que le fait de se retrouver près de leur mort exacerbait leur peine, et ils le manifestaient comme s'ils voulaient prendre le défunt à témoin de leur douleur, que celui-ci perçoive leur présence à ses côtés.

Les proches de chacune des victimes se sont groupés auprès de leurs morts respectifs. Cela fait du monde, et l'ampleur du ressentiment s'accroît d'autant, le phénomène de groupe sécrète une sorte d'émulation. Les pleurs, les hurlements se mêlent aux coups de poing dans les murs. « Où est le bébé ? » vocifère une femme. À cet instant, un lourd silence s'abat dans la pièce, dans l'attente de la réponse. « J'ai demandé à ce qu'il repose dans le ventre de sa mère, dis-je, et j'ai veillé à ce qu'il en soit ainsi. » Tous acquiescent, et les pleurs reprennent de plus belle, entrecoupés de propos haineux à l'encontre du « salaud ». Ils crient encore vengeance en quittant les lieux.

Le personnel, aguerri, fait tout pour éviter que les familles des agresseurs et celles des victimes se rencontrent, car souvent les corps, rassemblés par la mort, cohabitent dans les chambres froides de l'Institut.

La haine, les élans destructeurs, les gesticulations, tout ce qui représente encore la vie, éclaboussent les lieux en ces moments-là. Nous devons canaliser la détresse consécutive à un drame toujours vécu comme une injustice. « Pourquoi lui ? Pourquoi nous ? » – telles sont les questions qui fusent lors des rencontres avec les familles. Les victimes sont alors survalorisées, sublimées par elles, ce qui accroît l'iniquité ressentie, la colère, l'agressivité, car l'acte meurtrier a frappé l'un des « meilleurs », auquel jamais rien de fâcheux n'aurait dû arriver : « il était bon pour tous », « c'était un saint notoire », voilà les propos qu'il nous est souvent donné d'entendre.

Je me suis parfois demandé, lors de ces rencontres, quel est le comportement qui a suscité en moi le plus terrible sentiment de malaise. Voici un homme accompagné de ses deux très jeunes filles, d'une beauté remarquable. Il se présente à l'accueil pour voir le corps de sa femme qui s'est précipitée dans le vide en se jetant par la fenêtre depuis le cinquième étage. D'emblée, sans qu'on lui ait rien demandé, l'homme affirme qu'elle est toujours sa femme, puisque leur divorce n'a pas encore été prononcé. L'hôtesse conduit les visiteurs dans la salle d'attente. L'homme est agité, confus ; il ne sait plus au juste s'il veut voir la morte ou non. Il me fait l'éloge de son physique : « Elle est belle, me répète-t-il en me dévisageant, comme pour se convaincre et se conforter lui-même. Nous divorcions, mais entre nous c'était un jeu ; j'avais gagné pour ce qui est de la garde des enfants, poursuit-il. Elle avait opté pour la crémation, afin que sa beauté ne soit pas altérée. »

Dans la salle de présentation, le corps repose sous un drap aussi blanc que la peau. Le visage est jeune, d'une pureté sans défaut ; les cheveux longs d'un blond doré comme les blés. Elle est d'origine slave. « Où a-t-elle été retrouvée ? me lance l'homme en se tournant vers moi. De toute façon, je m'en fous, poursuit-il sans me laisser le temps de répondre. Son visage est-il déformé ? reprend-il. – Non, lui dis-je, mais il ne m'écoute pas. – Restez là, lance-t-il à ses filles qui ne bronchent pas. Je veux la voir tout de suite ; après, je ne pourrai plus. » Il pénètre dans la pièce de présentation et répète combien il la trouve belle, puis il se tourne vers la porte : « Il faut que je parte, ce n'est plus possible ! » Agité, logorrhéique, tenant des propos ambivalents, tantôt désespérés, tantôt cyniques, il saisit le bras de ses filles qui attendaient au-dehors, toujours aussi muettes : « Elle m'aura fait chier jusqu'au bout », conclut-il, et il repart précipitamment avec elles deux.

Un tel comportement avait quelque chose d'inhumain pour les enfants à qui cet homme venait de voler la mort de leur mère. L'enfant partage toujours l'émotion familiale. Or, la brutale disparition de sa femme n'avait pas laissé place, chez lui, à l'émotion ni au partage de la souffrance, mais à une froide rancœur vis-à-vis de celle que la mort lui avait enlevée et à qui il en voulait, par son acte, de lui avoir échappé.

Cette femme ne portait pas de traces de violences physiques antérieures, mais des lésions consécutives à sa chute, et je ne pus m'empêcher de songer aux violences psychiques qu'elle avait dû endurer. Souvent, médecins, médias, politiques abordent le grave problème des femmes battues dans notre société. Il m'arrive de rencontrer des cas dramatiques de violences physiques, lorsque je pratique l'autopsie de telles victimes.

Je me souviens de cette femme chétive, couverte d'hématomes de toutes les couleurs, du rouge au vert, disséminés sur tout le corps, surtout au niveau du bassin, des fesses et des membres. Elle était toute congestionnée de la face, le visage bleu par la suffocation, et présentait un écrasement de la cage thoracique qui lui avait bloqué la respiration et l'avait asphyxiée. Un volumineux hématome, contemporain des faits, infiltrait toutes les régions dorsale et lombaire. L'homme a avoué qu'il lui était monté dessus, qu'il avait marché et sauté sur elle, parce qu'elle ne voulait plus rien faire à la maison. Lui rapportait de l'argent, il travaillait ! Elle était devenue son souffre-douleur et tous deux avaient sombré dans l'alcool.

Je repense parfois à cette autre jeune femme battue, harcelée quotidiennement par son concubin alors qu'elle souhaitait quitter leur domicile commun. Un matin, alors qu'elle prenait sa douche, il la bouscula plus fort et elle perdit l'équilibre. Sa tête heurta le rebord carrelé du bac et elle s'évanouit. À la vue du sang qui jaillissait d'une plaie du cuir chevelu, l'homme s'empara du pommeau de la douche et lui aspergea la face avec insistance, au niveau du nez et de la bouche, jusqu'à la priver de souffle. À cause de ce geste dément, elle est morte noyée. Ayant pris conscience des faits, il a appelé un copain pour l'aider à étendre sa compagne sur le lit et simuler ainsi un malaise, puis il a pris la fuite à l'étranger, mais a été rattrapé quelques années plus tard. Lors de la reconstitution, je n'ai pu m'empêcher de mesurer à quel point tout cet épisode fatal était misérable. Ses blessures avaient peu marqué le corps de cette femme, c'est la lâcheté et la stupidité de son compagnon qui l'avaient tuée.

Certaines violences peuvent ne pas laisser de traces manifestes et tout repose alors sur l'œil aguerri du médecin légiste. Encore faut-il bénéficier d'une longue expérience. Mais d'autres blessures, telles les blessures psychiques répétées, ne laissent pas de traces visibles sur le corps, elles, et échappent donc à la vigilance du médecin, parfois aussi à la justice. Ces blessures morales, subies régulièrement, peuvent déséquilibrer l'être humain et, ébranlant son psychisme, le conduire au geste irrémédiable du suicide.

La jeune femme morte dont je t'ai dépeint la visite du mari à l'IML était la proie de cet homme. On apprendra qu'à bout de forces elle s'était réfugiée chez des amis. Ils racontèrent son désarroi, le harcèlement que son mari lui faisait endurer en usant de paroles vexatoires et de comportements humiliants, créant autour d'elle un isolement social complet, exacerbant sa peur du lendemain, séparée qu'elle était de ses enfants et de sa famille, restée en Ukraine.

On aurait pu penser qu'un individu raisonnable changerait un instant de comportement face à une telle épreuve. Eh bien, non ! Quelques jours plus tard, près du cercueil, l'homme est resté drapé dans sa superbe, sans aucune écoute pour ses enfants, en apparence terrorisés par les événements. Sans doute renfermé sur sa souffrance personnelle, il ruminait sa colère contre son jouet cassé et perdu. Vois-tu, sur le moment, je formai l'espoir que ses filles ne deviendraient pas pour lui des jouets de substitution…

Les violences faites aux femmes m'interpellent toujours parce qu'elles ont lieu le plus souvent en milieu familial et que leurs origines sont toujours – vues de l'extérieur – disproportionnées avec l'acte.

Ce matin-là, j'examinais une femme morte par suffocation, le visage tout violet. Elle ne présentait aucune trace de coups sur le reste du corps. Le mari, placé en garde à vue, explique qu'il désirait se séparer de sa femme, et que, depuis qu'il lui avait annoncé son départ, elle lui parlait trop ; il l'avait fait taire en rabattant la capuche de la parka qu'elle portait et en appuyant très fort sur son visage, jusqu'à ne plus l'entendre.

Pour la famille de cette jeune femme, la coloration violette de la face a été d'emblée assimilée à l'empreinte de coups d'une rare violence. La prise en charge des proches a été d'autant plus délicate qu'ils étaient accompagnés d'un enfant de quatre ans, le fils de la victime.

Le corps de cette autre femme a été découvert entièrement carbonisé dans le coffre de sa voiture. Nous avons pu l'identifier en procédant à l'autopsie. Elle portait des hématomes de saisie aux bras et arborait un grave fracas crânien, mais ce qui nous a interpellés, c'est qu'elle était enceinte d'un embryon très bien formé, intact, de trois mois. Son acte perpétré, le meurtrier l'a transportée dans le coffre de la voiture qu'il a arrosée d'essence avant d'y mettre le feu. Nous apprendrons qu'elle projetait de le quitter. Seule sa mère est venue se recueillir auprès d'elle. Cette femme désemparée était heureuse d'être prise en charge dans ce moment si éprouvant, car le visage de sa fille, noirci par le feu, était méconnaissable, mais elle tenait à s'en approcher. Elle fut accompagnée, rassurée, et put la toucher à travers le linceul blanc dont nous l'avions recouverte.

Une femme seule se trouve dans la salle d'attente, me dit-on ; on l'a priée de patienter, car l'examen du corps vient juste de se terminer. Elle vient voir son arrière-petit-fils, âgé de deux mois. Le nourrisson a été lardé de coups de ciseaux au cou, au thorax, à l'abdomen. Le visage a été épargné, j'en suis soulagée, car nous pourrons le présenter plus aisément. Il repose dans un berceau en plastique transparent, sur un petit édredon rose – nous n'en avons pas de bleu. Je m'assieds à côté d'elle : elle souhaite parler. « Je me suis attachée au bébé, dit-elle. Ma petite-fille s'en occupait, elle n'a que treize ans, elle le nourrissait. Je les surveillais, mais j'ai eu un moment d'inattention. » Cette mère de substitution pleurait de savoir sa petite-fille en prison : « J'ai entendu crier le bébé, mais il était trop tard. » Le chagrin et la culpabilité se mêlaient chez elle. Sans rien dire, je l'écoutai déballer cette lourde souffrance. Elle avait apporté une peluche qu'elle serrait contre sa poitrine. Je suis restée près d'elle sans rien ajouter, elle s'est apaisée et m'a tendu la peluche afin que je la pose à côté du bébé. Il n'y avait rien d'autre à faire, si ce n'est, par l'écoute et le silence, respecter sa souffrance. Dans ces moments-là, pour moi, le silence a en soi une valeur particulière, c'est comme un lien très intense qui se noue avec un autre être, et je dirai même que le silence s'impose si fort qu'il en devient parole.

Un jeune homme de quinze ans vient d'être poignardé de deux coups de couteau dans le flanc lors d'une rixe. Il fait partie de la communauté des gens du voyage. Le commissariat nous informe que le corps arrive à l'IML et que des membres de sa communauté en grand nombre l'accompagnent. L'émotion est à son comble au sein de cette famille. Nous allons devoir « gérer » ce groupe, car ses membres viennent récupérer le corps avant même son entrée dans le bâtiment : la seule chose qui compte, pour eux, est de perpétuer leurs rites et, pour cela, de coucher le défunt dans la terre « dans le même état qu'il était debout ». Ils ne veulent pas que l'on touche au corps, ils ne veulent pas entendre parler de formalités administratives : chez eux, à la mort, le nom du Manouche s'éteint, il n'existe plus. Toutes leurs manifestations de chagrin sont passionnées, violentes, mais, grâce à l'expérience et au concours du responsable de la communauté, le respect du mort et des lieux est obtenu dans la plus complète loyauté.

Dans les cas de violences, la colère se mêle toujours au déni de la mort ; l'extériorisation vibrante des sentiments sécrète un climat de grande excitation. On parle beaucoup, chacun y va de ses invectives ; souvent, ce sont ceux qui accompagnent la famille qui crient le plus fort vengeance. Les femmes adoptent volontiers des attitudes théâtrales avec malaises, gestuelle et cris rituels ; plus impulsifs, les hommes remâchent une colère froide plus difficile à gérer. Les jeunes et les tout-petits évoluent au milieu d'eux, en général dépassés, plutôt calmes. Dans les familles d'origine maghrébine, africaine ou asiatique, tous sont frères et sœurs de cœur. Pour éviter une montée en puissance de l'excitation et des débordements, nous devons observer le groupe et localiser en son sein le leader qui, plus maître de soi, aidera à gérer les émotions de tous.

Presque toujours s'ajoute une contestation portant sur l'état du corps, essentiellement du visage, pour justifier et redoubler la colère. Tous exigent de voir le corps nu pour exacerber leur souffrance, leur désir de vengeance : il leur faut vérifier les blessures, s'assurer que l'on ne leur cache rien ; c'est dans ces circonstances que la cloison vitrée infracassable est protectrice à la fois pour le corps et pour eux.

Les enfants et la mort

Je dois avouer que j'ai mis un certain temps à accompagner les enfants dans ces situations douloureuses, comme si j'avais peur que leurs réactions naïves, imprévues, désarmantes, me rendent maladroite vis-à-vis d'eux dans un moment si particulier. Comment parler, sans le blesser, à un enfant toujours franc et direct, s'exprimant sans détour, transparent à nos yeux d'adultes, puissant de par sa faiblesse et sa candeur ? Pour avancer à leur rencontre, j'ai dû réapprendre ce monde encore si protégé qu'est l'enfance.

Confrontés à la violence de telles séparations, les enfants, quel que soit leur âge, apparaissent tout petits, sans défense, au milieu des adultes. L'émotion autour d'eux atteint parfois une telle intensité, envahit tellement l'espace des grands que ceux-ci, absorbés par leur propre chagrin, les tiennent à l'écart de l'épreuve. Avec le petit, il y a peu de place pour un échange verbal, un partage de sentiments, tout au moins dans l'immédiat, et c'est pourtant cette démarche qui va conférer, pour lui, sa réalité à la mort. Il ressent toutes les perturbations, comme cette fillette cramponnée à la robe de sa mère qui venait de perdre son compagnon. Je me suis doucement approchée d'elle, car elle hurlait, terrifiée : « Maman pleure, maman pleure ! » Toute à sa douleur, la mère avait oublié la petite. Les adultes méconnaissent souvent la capacité de perception et de compréhension des enfants, leur attente et leur demande, qui est essentiellement d'être rassurés.

Une mère se présente avec son jeune fils à l'accueil : « Je viens voir mon mari. Mon fils a six ans et je ne sais pas s'il pourra voir son père. » Le regard baissé, le petit se tortille sur sa chaise, comme dans l'attente d'un verdict. « Nous allons prévenir la dame qui fait les présentations, lui dis-je. Je vais vous accompagner, vous verrez avec elle. » C'est alors qu'une conversation se noue entre l'enfant et celle-ci, prenant toujours pour référent la mère : « On va demander à maman, si tu as envie de voir ton papa. » Apprivoiser l'enfant et la mère, ne pas lésiner sur le temps accordé à cet échange est un art chez l'accompagnant. Obtenir l'équilibre entre désir et désarroi, chez cette mère, pour partager un moment de recueillement avec son fils, faire du désir de cette mère quelque chose de tout aussi naturel pour l'enfant, dans la sérénité et la paix intérieure de chacun, est perçu et reçu comme un cadeau par celle ou celui qui a aidé.

Ce que j'avance là n'engage que moi, mais, avec l'expérience, il m'apparaît indispensable que l'enfant participe au rituel de la séparation et des obsèques, après que les personnes qui s'occupent de lui lui ont expliqué avec leur cœur, dans un climat de vérité, ce qu'est la mort, ce que représente pour elles la perte de la personne aimée, ce que sont les rites qui entourent le départ. Ce n'est pas facile, je te l'accorde, et les proches se sentent souvent bien démunis, mais ils doivent savoir qu'en ces circonstances l'enfant cherche avant tout à être rassuré, car sa terreur est d'être abandonné dans cette tourmente émotionnelle. C'est l'insécurité, avec tous les déséquilibres qu'elle entraîne, qui s'empare alors de lui, à un âge où les repères sont moins solides et moins nombreux. Tout petit, l'enfant pleure lorsque la mère ou le père, ou toute personne aimante, disparaît ne serait-ce qu'un instant de son champ visuel ; la séparation reste chez lui une angoisse originelle et l'on se doit d'en prendre la mesure, car elle est source de questionnements multiples.

Il faut laisser à l'enfant le temps de poser ses questions, il faut savoir l'écouter, lui répondre sans lui cacher ni lui maquiller la vérité de l'événement, en adaptant simplement le langage dont on use à son degré de compréhension. Le parler vrai, avec des mots simples et justes, venant du cœur, est un bon rempart contre toute perturbation de l'image du monde qu'il s'est bâtie.

Une famille se présente en groupe soudé : oncles, tantes, frères et sœurs. Seule la mère est absente, car jugée par tous trop faible pour faire le déplacement. Ils sont très agités, anxieux. Ils décident que l'aîné ira en éclaireur voir son frère, qui s'est pendu la veille dans la cave de la maison, puis le reste de la famille suivra. Une des sœurs demande ce qu'il convient de faire avec le fils du défunt, âgé de neuf ans. L'une des tantes, très expansive, qui semble exercer une forte autorité sur l'ensemble de la parentèle, fait savoir qu'elle est résolument contre une présentation à cet enfant ; d'ailleurs, le départ s'effectue dès le lendemain matin. Dans cette famille, tout est précipité, on y fait preuve d'une agitation peu contrôlable, entraînant une absence totale de recul face à l'événement et de réflexion sur le cas de l'enfant. Tous sont comme possédés par leur propre terreur d'adultes confrontés à la mort.

Des grands-parents effondrés viennent se recueillir près du corps de leur fille. Ils s'installent pesamment et parlent du sort de leur petit-fils : « Elle a laissé son petit garçon de neuf ans à la maison et elle est allée se jeter sous le métro ! » m'indiquent-ils. Le corps, écrasé par le premier wagon, a été entièrement disloqué : je viens de l'examiner quelques instants auparavant. « On lui a dit que sa mère était à l'hôpital, elle s'y rendait souvent. On lui dira qu'elle est morte à l'hôpital », concluent-ils. Je ne peux que les écouter. Cette fiction est certes plus douce pour eux et pour l'enfant, mais je ne peux m'empêcher de songer qu'un jour, plus tard, quand il sera grand, la vérité viendra peut-être à la connaissance de ce fils. Il la réclamera même certainement et acceptera mal d'avoir été trompé par une mauvaise construction échafaudée à son intention dans le seul but de protéger son enfance.

Nous, adultes, nous posons la question de la façon dont l'enfant conçoit la mort. Quand mon chat est mort, ma petite-fille, qui lui accordait un intérêt particulier, m'a dit : « Alors, tu as du chagrin, grand-maman ? Il ne bouge plus ? Tu ne peux plus le réveiller ? » À travers ses jeux, l'enfant connaît très tôt les signes extérieurs de la mort, qui sont pour lui l'absence de mouvement, d'activité, de sensation. Ce n'est que vers l'âge de sept ans que la notion d'irréversibilité apparaît : « Il ne reviendra plus ? », de même que surviennent alors l'anxiété, le questionnement sur le devenir du mort – « Où est-il allé ? » – qui reste parfois sans réponse immédiate. Mais l'enfant ne cesse de poser des questions sans pour autant attendre une vraie réponse. « Où va-t-il ? demandera-t-il avec une certaine insistance. – Au ciel, bien sûr, lui répondra-t-on. Parmi les étoiles », ajoutera-t-on, créant par là, chez lui, une échappée dans son imaginaire. Ce n'est que plus tard que l'angoisse de la fin sera chez lui verbalisée, mais avec réticence et pudeur, car tout ce qui concerne la mort est devenu, à notre époque, étrangement absent, laconique, caché, comme évanescent...

Avant quatre ans, l'enfant n'a pas peur de la mort, il la confond avec la vie, mais subsiste en lui cette crainte primitive reposant sur la naissance, cette première séparation d'avec la mère, diront les pédo-psychiatres. Quand des tout-petits se trouvent au milieu de grandes familles venues se recueillir à l'IML, nous nous effaçons derrière les parents accompagnateurs. L'enfant ne pose pas de questions, il est présent, le regard interrogateur, mais assiste avec calme au spectacle des adultes qui l'entourent.

Entre ces deux âges – quatre ans et sept ans –, la mort n'est toujours pas source d'angoisse, mais elle est différenciée de la notion de sommeil de la personne qui gît inanimée. La mort n'est cependant pas encore perçue comme irréversible, définitive. « En attendant de ne plus être mort, il va revenir, papa ? » demande ce petit garçon noyé dans la chevelure de sa mère, comme pour se prémunir contre la réponse. C'est alors qu'on lui conte l'histoire du jouet cassé, camion ou poupée, qu'on ne peut plus réparer mais qu'on garde dans son cœur, car on l'aime beaucoup. Trop de parents sont démunis, dans ces moments de douleur, face à des questionnements à qui suffiraient pourtant des réponses venues du cœur.

Les adolescents ne doivent pas non plus être exclus de l'environnement de la mort dans le but honorable de les protéger de la souffrance. À une période de son existence que l'on peut qualifier encore de fragile et vulnérable, le jeune comprend que la mort signifie l'issue fatale de la vie. Il est important de lui ménager toute sa part dans le rituel de la séparation et du deuil, et de confirmer à cette occasion son appartenance au clan familial et à ses origines. Il se sent prendre alors sa stature d'adulte en devenir pour affronter les réalités de la vie et se positionner au milieu de sa famille endeuillée.

Maintes rencontres avec des enfants, dans ces moments difficiles, restent gravées dans ma mémoire. Un jour, je me trouvais par hasard au niveau du départ des convois : c'est la zone de présentation des corps dans leurs cercueils, dans des salons réservés aux familles et aux proches. Les maîtres de cérémonie de la maison de pompes funèbres choisie par eux veillent au bon déroulement du rituel. Ce moment de recueillement est fondamental : c'est celui du dernier au revoir avant la fermeture du cercueil. Attachant beaucoup d'importance au respect des morts et des familles endeuillées, je descends souvent vérifier que tout va bien, car je suis et me sens responsable des corps qui me sont confiés. Or, ce jour-là, survient précipitamment dans le grand couloir une jeune femme tenant par la main une fillette et un petit garçon. Elle semble perdue, angoissée, effondrée de chagrin. Elle attire mon attention, je me dirige vers elle ; un monsieur lui emboîte le pas, escorté d'une autre femme. « Je viens voir ma sœur, me dit-elle. Les enfants n'iront pas. C'est sa mère », ajoute-t-elle en désignant le garçonnet et en poussant vers moi les deux enfants. Tout se passe alors très vite. Je lui réponds que je m'en vais garder les enfants le temps que tous se recueillent près du cercueil où repose la défunte dans la pièce voisine. Les deux petits et moi nous asseyons sur les marches de l'escalier, juste à côté. Le regard fixe du garçon de neuf ans me transperce. Je me tiens accroupie face à lui ; la fillette, son aînée, est assise à ses côtés. « Je suis sa cousine », me précise-t-elle, puis plus rien. « C'est ta maman », lui dis-je. Il lève les yeux vers moi, mais ne répond rien, et se referme. « Elle est belle, ta maman. Je l'ai regardée, je l'ai vue », reprends-je doucement. Son regard se pose sur moi. J'éprouve au même instant un profond désarroi en entendant les cris de douleur poussés à proximité par les adultes. Je poursuis : « Elle est belle, tu sais. Elle n'est plus là, mais elle te protège. » La jeune femme qui l'accompagnait revient alors s'asseoir près de lui et le prend dans ses bras. « Si tu veux aller près de maman, tu n'as qu'à le demander à ta tante », dis-je. Il me regarde et m'adresse un signe négatif de la tête en se tortillant les doigts. « Prends mes mains, lui dis-je, et serre-les très fort avec tes dix doigts. J'irai ensuite serrer les mains de ta maman pour toi. » Il m'a fait un faible sourire, et, tout en me fixant, il m'a serré très fort les mains. « Je reviens », lui dis-je alors. J'ai fait ce que je lui avais promis, puis j'ai repris ses mains dans les miennes en lui disant que j'avais serré très fort celles de sa maman. « Il a une petite sœur, m'indique la tante. Elle est trop petite, elle n'est pas là. – Tu lui serreras à ton tour les mains », dis-je au garçonnet. Des larmes ont envahi ses yeux et, blotti dans les bras de sa tante, il a pleuré longuement. « C'est normal de pleurer quand on a du chagrin, lui ai-je dit. Mais n'oublie jamais que maman te protège et vous protège tous les deux, ta sœur et toi. C'est toi qui vas donner l'autorisation de fermer le cercueil où ta maman repose. Tu nous y autorises ? » Il m'a fait signe que oui et a pu regarder à distance le cercueil refermé. « N'oublie pas ta sœur ! » lui ai-je encore lancé.

En repartant avec sa tante, il m'a adressé un sourire. Consultant le dossier après leur départ, j'ai appris que son père avait tué sa mère en sa présence de six coups de couteau portés à la poitrine, qu'elle s'était enfuie de l'appartement sous les coups avant de s'écrouler en pleine rue et d'y mourir. Le père était en prison.

Je me souviens encore de ce jeune garçon, tant il m'a impressionnée par sa force et sa fragilité mêlées. Les petites misères de la vie quotidienne me sont apparues ce jour-là bien dérisoires !

Suicides

J'ai vu un jour un couple arriver de province. L'homme et la femme étaient blottis l'un contre l'autre dans la salle d'attente qui en paraissait trop vaste pour eux. Lui ne disait rien, mais son regard était plein d'attentes ; la femme, elle, revendiquait le droit de voir son fils et de l'embrasser. Je m'assois près d'eux pendant qu'on prépare le corps et leur dis que je vais les accompagner pour cette première rencontre auprès de leur enfant. Un lourd silence s'ensuit. « Votre fils était jeune, leur dis-je pour amorcer le contact. – Trente-deux ans », me répond le père. Il me regarde et je capte et attache un instant son regard pour tenter de tisser un lien. « Il devait être en profonde souffrance, reprends-je. – Oh oui ! », me répond la mère, et, comme si elle vidait sa besace, elle a poursuivi en disant qu'il venait de perdre son travail, ce qu'il n'acceptait pas, le couple s'était rompu, sa compagne gardait leur fils et venait de refaire sa vie. « Il devait venir chez nous hier, on l'attendait à la gare, mais il n'était pas au train. » Je les écoute en silence. Normal : je n'ai rien à dire ; c'est leur vie à eux, leur souffrance. Ils me prennent comme témoin de cette souffrance, un témoin neutre pour le partage, l'échange qui sert d'exutoire à leur trop-plein de peine.

La douleur morale ne se mesure pas, ne s'apprécie pas, ne se juge pas. Se mettre sur le chemin de souffrance des familles sans une certaine forme de bienveillance serait perçu par elles comme une agression.

Le père dit peu de chose ; la mère s'épanche : « Notre fils a flambé sa vie, il gagnait beaucoup d'argent, menait une existence facile, ce qui n'a jamais été notre cas. On est de simples ouvriers. Lui dépensait tout et n'a pas supporté de tout perdre, emploi, femme et enfant ; alors il s'est pendu. Sa sœur, notre fille, est chez nous : elle est handicapée. » Ils continuent alternativement à me parler de lui, manifestement contents d'avoir une oreille qui les écoute. Puis, soudain, la femme s'inquiète, car le petit-fils âgé de cinq ans les attend chez leur belle-fille. On doit lui annoncer la mort de son père. On va lui dire qu'il est au ciel, et, à cet instant, leurs regards quêtent mon avis. « Comme une étoile dans le ciel, leur confirmé-je. Et, surtout, dites-lui que papa le protège, de là-haut. – C'est cela », me disent-ils, car ils font déjà leur cette réponse, ils s'encouragent mutuellement en évoquant cette image d'une étoile qui brille et protège le petit.

Je les accompagne près de leur fils ; en le voyant, ils me disent qu'il a les traits reposés et que c'est important, pour eux, après tant de tourments. « On te pardonne », lui dit la mère en l'embrassant. Ils se recueillent tous deux, serrés l'un contre l'autre.

Je les attends à l'écart, et quand ils reparaissent, ils me reparlent de leur petit-fils. Il pourra, leur dis-je, s'il le veut, faire un dessin pour son papa. « Il sera peut-être là le jour du départ, si sa mère accepte, me précisent-ils. – Votre fils vous a fait un beau cadeau, avec ce petit ; il vous l'a confié », leur dis-je. Leurs yeux brillent soudain. « Il parle beaucoup de son papy et de sa mamie, on s'occupera bien de lui », me répondent-ils.

Pour les responsabiliser encore davantage, je leur rappelle qu'ils sont les représentants de leur fils et qu'ils doivent lui parler de son père, car il en aura besoin. Pour eux, en ce moment présent, c'est lui, le petit-fils, qui va combler le manque.

Quelques jours plus tard, tous se sont retrouvés réunis autour du cercueil, dans l'apaisement.

Une autre famille se présente. Des parents et leur gendre viennent voir une jeune femme morte « d'avoir abusé de médicaments », dit la mère en parlant de sa fille. « Tout allait bien, c'est un accident. Elle était très fatiguée, n'est-ce pas, Thierry ? » fait-elle en se tournant vers son gendre. Ce dernier ne répond pas. Cet instant est lourd pour lui. Sa belle-mère est logorrhéique, elle a besoin de parler de sa fille. J'ai comme l'impression que lui-même est absent, qu'il n'entend pas. Je me tourne vers lui et lui demande s'il a des enfants. « Deux petites filles, me répond d'autorité la femme, mais il n'est pas question qu'elles viennent voir leur mère, elles seront à l'église. » Me tournant vers elle sans quitter des yeux le gendre, je fais observer que c'est bien que les enfants participent d'une façon ou d'une autre à l'accompagnement de leur maman : « Leur mère est leur histoire, il ne faut pas les priver de participer, mais les laisser libres de faire ce qu'elles veulent faire ; il faut aussi savoir leur en parler. » Je sens cet homme démuni face à l'événement, et voici qu'on lui vole de surcroît ce moment de recueillement. Je me permets de lui demander s'il veut rester un instant seul auprès de son épouse. Son regard s'illumine pour me remercier, et j'entraîne les parents dans la salle d'attente.

Ces parents-là, tu vois, plongés dans une profonde souffrance, compensaient l'absence de leur fille par une hyper-présence, et leur gendre se retrouvait complètement désemparé face à un événement brutal qu'il n'avait pas vu ou pas voulu voir venir. Il a pu rester un moment en tête à tête avec son épouse et lui parler.

Dans le suicide, la mort triche, elle provoque les proches et la société, car elle ne s'inscrit pas dans l'ordre naturel des choses, elle prend une place inattendue et envahit tout l'espace.

Dans les petits mots ou lettres laissés par les victimes, et que j'ai souvent en main, j'observe que ce n'est pas la mort en soi qui est recherchée, mais la fin d'une souffrance devenue intolérable. En se tuant, le suicidé tue sa souffrance. Souvent, celle-ci n'a pas été perçue dans toute son ampleur par les proches, ou elle n'a pas été prise en considération, parfois volontairement, par déni. La mère qui crie en arrivant « Tout allait bien » et prend son gendre à témoin, comme pour conforter sa pensée, cherche probablement à s'en convaincre elle-même. Au reste, le gendre ne répond pas. Je dirai que c'est presque normal, pour des parents, de se figurer que tout allait bien. Le suicide devient alors un accident. La victime est parfois excusée : « Je ne pense pas qu'elle ait voulu se suicider, elle a voulu être plus tranquille. Elle a pris des médicaments pour se calmer ; elle voulait seulement dormir. » C'est ce que me dit ce compagnon effondré, et il me le répète à satiété, comme pour se rassurer.

Dans les cas de suicides, la culpabilité de ceux qui restent est toujours démesurée, parfois dévorante. Combien de fois ai-je vu des familles abattues de ne pas avoir pu éviter le passage à l'acte de l'être aimé, alors même que certaines, parmi elles, le surveillaient sans cesse ? Je leur fais parfois observer que même les médecins qui suivent ces malades ne parviennent pas toujours à les apaiser, malgré la panoplie thérapeutique mise en place, tandis qu'eux, les parents, n'ont que leur amour pour lutter. Ces propos sont simples, je te l'accorde, mais je les utilise volontiers pour atténuer la culpabilité des proches. Respecter l'acte en tant que tel, et surtout préserver intactes l'estime et l'affection portées au défunt : voilà qui me paraît important pour que la mémoire de celui-ci devienne moins douloureuse.

Des lettres sont parfois laissées par les victimes sur le lieu de leur mort. On en trouve dans un peu moins d'un tiers des cas, elles vont de quelques mots à plusieurs pages et sont surtout laissées par des jeunes – désormais, ces textes figurent souvent sur ordinateur et ne sont pas toujours reproduits dans les rapports de police. Ces lettres m'interpellent, car elles sont la trace indélébile d'une réalité que je qualifierai de moment contemporain de l'acte, elles témoignent d'une détermination à en finir avec la souffrance et viennent un peu appuyer le geste. Les mots sont rédigés à l'adresse des autres, confortant par avance leurs arguments, presque toujours assortis d'affects positifs exprimés avant de se tuer : « Je vous aime... » Elles reflètent parfois l'immaturité, avec des tentatives d'échapper à la réalité, des difficultés relationnelles, des ressentis tels que le manque d'affection, d'amis, le rappel de mésententes familiales, de déceptions amoureuses, de pensées autres : « Vous voilà débarrassés de moi. Adieu. » Parfois elles reflètent une dépression, un profond sentiment d'isolement, d'échec, de fatigue, de crainte de l'avenir, d'hostilité envers soi, d'autres états encore bien connus des psychiatres. Parfois encore elles abordent des facteurs extérieurs tels que des problèmes financiers, de travail, tout ce qui contribue à perturber, à rendre chaotique une trajectoire.

Ces écrits contiennent des éléments de vécu qui appartiennent au moment de l'écriture, car ils sont souvent relus avec annotations, corrections, rajouts, post-scriptum. Ils peuvent également n'être que quelques mots rapidement griffonnés, sans arguments. Ou même simplement ne pas exister, laissant la famille face au vide, avec sa souffrance.

Tu vois que la lettre est à double tranchant. La famille la cherche comme un fil d'Ariane pour l'aider à remonter aux causes de l'acte. Qu'elle existe ou non, elle sera toujours source de problèmes et d'interrogations pour ceux qui restent. Celles que je lis, mais dont les familles ne parlent jamais au cours des entretiens, figurent dans le dossier d'enquête judiciaire, et souvent leur sont ensuite remises, et c'est pourquoi je t'en parle en connaissance de cause. Un travail scientifique a d'ailleurs été effectué à partir de ces documents, il y a plusieurs années, par un étudiant psychiatre ; je l'ai relu : il est toujours d'actualité.

Pour les proches, la mort par suicide est toujours inattendue, du moins en apparence. Ce n'est qu'au cours de l'échange que le douloureux passé familial apparaît. Lorsqu'ils mettent des mots sur la souffrance subie par leur défunt et par eux-mêmes, dans un dialogue de vérité ou à tout le moins de sincérité, l'épreuve devient bénéfique, l'impression ressentie est celle d'une certaine libération. Le témoin neutre que je suis se tient bien sûr dans le respect de la confidentialité, à l'écoute des blessures, sans juger. Je pense que cette écoute est capitale pour permettre à ceux qui restent de se réapproprier l'événement, car un suicide n'est jamais un acte banal, tu l'as bien compris.

Ce dialogue est souvent de courte durée, je te l'accorde, mais il constitue une première pierre. Un jour, j'ai eu à échanger avec un homme qui venait se recueillir près du corps de sa sœur, renversée par un automobiliste alors qu'elle circulait à vélo. Impressionnant, le visage de la victime était disloqué et nous avions dû le reconstituer, puis le recouvrir d'une ouate blanche. « Je suis insensibilisé à beaucoup de choses, me dit le frère ; je veux la voir. » Il me raconta qu'il avait treize ans lorsque son frère, un peu plus âgé que lui, s'était tiré une balle dans la tête, sans explication, sans rien laisser – « pas un mot », me dit-il. « On s'est posé tellement de questions ! Quel gâchis pour la famille ! Je lui en veux : il a détruit mon adolescence, c'était un acte égoïste ! Ma sœur, elle, n'y pouvait rien, ça n'est pas sa faute. » Je n'ai su que dire, je l'ai simplement écouté : cette mort ravivait la blessure passée qui me faisait l'effet d'une crevasse, il me retenait du regard et je suis restée un moment avec lui sans mot dire ; il m'a simplement remerciée de l'avoir écouté.

Tu comprends pourquoi l'absence de message ou d'explications fournies à l'acte peut parfois laisser un vide terrible pour la compréhension et l'appropriation de la disparition. L'être humain cherche toujours, pour son apaisement, à saisir le comment et le pourquoi de la mort, quelle que soit la cause de cette dernière. Pour lui, la compréhension est la pierre angulaire de l'acceptation.

Une mère vient voir son fils, accompagnée de sa fille. Elle l'a découvert, ce matin-là, pendu depuis plusieurs jours à son domicile. À l'horreur de la macabre découverte s'est ajoutée celle de la décomposition du corps. L'émotion est grande ; la mère s'oppose à sa fille qui tient absolument à le voir, peut-être pour partager la même terreur que la mère, je ne sais... La mère est visiblement en état de choc ; la fille est animée d'une motivation que j'ai du mal à cerner. Je lui demande de prendre un peu le temps de la réflexion, car sa mère se trouve en grande souffrance et le visage de son frère est très altéré, congestionné, boursouflé par la pendaison. Mais c'est volontairement que je n'aborde pas le problème de la découverte tardive du corps, qui accroît la culpabilité des proches en témoignant d'un certain abandon. « Je le verrai plus tard avec ma mère, me dit-elle subitement en se ravisant. – En effet, ce n'est peut-être pas le moment, l'approuvé-je. Vous êtes venues, c'est bien ! Vous reviendrez plus tard, si vous le souhaitez. » Elles sont revenues le lendemain, elles m'ont parlé, et je les ai accompagnées derrière la cloison vitrée qui les séparait du corps.

Les morts volontaires sont des événements qui ne laissent jamais indifférent. Paul Tillich écrit que « l'être est mixte, d'être et de non-être, porté par des éléments d'entrave et de liberté ». Sur le suicide, on peut émettre maintes suppositions, poser nombre de regards différents, supputer, mais l'incertitude planant sur la raison du geste génère toujours la frustration. Ce type de mort est plus fréquent, à l'évidence, en périodes de difficultés, tout au moins d'épisodes vécus comme tels par le suicidant : difficultés dans le parcours personnel, souvent aggravées par une morosité extérieure, par exemple lors de fêtes, de vacances, de perte de repères de quelque nature qu'ils soient, de phases où tout s'enchevêtre, de conflit exacerbé par un élément déclenchant difficilement repérable par les proches. Ce geste agressif contre soi, le suicidé, par sa mort, le retourne le plus souvent involontairement contre les autres, avec une dimension projective difficile à cerner : accusations, ou demande d'amour ou de reconnaissance, d'assistance, diront les psychiatres, mais je dirai aussi expression d'un profond mal-être qui lui rend le monde étanche, état jalonné de crises profondes, de bouffées d'angoisse dures et durables.

Chez toutes les familles de suicidés que j'ai rencontrées lors de la visite à leur défunt, la peine est énorme, car leur fusion avec l'être brutalement disparu est souvent importante. La douleur née de l'impuissance à aider l'autre s'est tassée chez elles, au fil du temps, s'est pelotonnée, compactée, comme une boule qui a grossi pendant de nombreux mois, parfois de nombreuses années, et qu'on ne peut plus rouler. Jamais ce que j'identifie là à une « boule » n'apparaît d'emblée dans les rencontres avec ces familles ; puis c'est la culpabilité qui explose, la douleur de ne pas avoir fait ce qu'il fallait jusqu'au bout, de ne pas avoir mesuré et compris la souffrance du disparu, de ne pas l'avoir suffisamment aidé à l'endurer, de ne pas l'avoir empêché de passer à l'acte. Ces familles sont souvent cassées, épuisées par un si long chemin à pousser leur « boule », qui les a malheureusement conduites à la Morgue.

Y a-t-il en chacun de nous un sentiment de toute-puissance pour nous laisser croire que nous pouvons tout faire pour guider l'autre, l'aider à lutter contre sa souffrance intime, plus particulièrement lorsqu'il est la chair de notre chair ? Les proches considèrent cette façon de mourir comme un fiasco personnel, un échec de leur toute-puissance vis-à-vis de la victime ainsi chosifiée. Quel que soit le mode opératoire du suicide, il y a refus forcené de ce type de mort. On veut bien en parler lorsqu'il en concerne d'autres, mais il est irrecevable pour soi et les siens.

Très souvent, le suicide est vécu comme une « non-assistance à personne en danger », et entraîne même une auto-accusation : « Je l'ai tué, m'a dit un jour une mère. Je n'ai pas été assez performante pour empêcher cela. »

Je reviens à la question posée : peut-on faire montre de toute-puissance sur un être fragile et souffrant ? N'exagère-t-on pas son pouvoir sur lui ?

Cette mort, selon ce qui m'a été dit, apparaît aux proches comme la conséquence d'un défaut de vigilance de leur part. On comprend qu'il soit difficile de supporter le fait lorsqu'il a lieu alors que le parent a négligé de répondre à un message d'alerte, ou lorsqu'il s'est absenté un instant, ou lorsqu'il dort dans la pièce voisine alors que la victime s'est jetée par la fenêtre. Le passage à l'acte est souvent discret, il se déroule alors que le proche n'est plus en éveil, mais il s'effectue aussi parfois dans la théâtralisation, la victime montre où se concentraient ses difficultés alors même que la souffrance avait souvent déformé son regard. Elle pensait que la société la rejetait, elle s'est jetée sous le métro, le train ; elle pensait qu'elle n'avait plus sa place au travail, elle s'est tiré une balle dans la tête à son bureau, ou s'est pendue sur son chantier. Dans ces cas-là, les proches ciblent leur colère sur ce qui devient la cause du malheur : la société, le monde du travail, de l'économie, de la finance, rejetant à distance, dans un premier temps, leur culpabilité personnelle – mais ne resurgira-t-elle pas quand leur colère se sera atténuée ?

À écouter ces familles, tout allait bien jusque-là ; l'état psychologique antérieur du défunt est presque toujours masqué pour éviter la mise à nu d'une vulnérabilité. Il arrive que l'être cher ait parfois donné le change : « Il faisait des projets d'avenir », nous dit-on. C'est là une formule qui revient fréquemment, mais n'est-ce pas aussi ce que les proches veulent bien retenir ? Nous devons respecter cette attitude, ne nous permettre aucune intrusion dans ce moment d'accompagnement auprès du défunt. Il faut savoir attendre, accepter le silence, ne pas vouloir à tout prix le combler par des paroles, mais rester simplement à leurs côtés : le traumatisme est tel qu'il leur faut trouver l'indispensable apaisement. Souvent, un signe de respectueuse compassion suffit à faire baisser la pression, et les paroles naissent alors d'elles-mêmes, l'écoute neutre dont je t'ai parlé devient thérapeutique. On peut, dans ce premier temps, les rassurer, les aider dans la déculpabilisation, si cela se révèle possible, mais seulement à l'instant le plus approprié. Il faut savoir là encore entrouvrir une porte : « Si vous souhaitez le revoir ou reparler de lui, n'hésitez pas » – ce qu'ils pourront entendre, car certains ne saisiront cette main tendue qu'ultérieurement, à un moment devenu plus propice, parfois longtemps après, en revenant ou en téléphonant.

Dans les morts par suicide, on observe rarement un comportement violent chez les proches ; c'est l'abattement qui domine. Dans certains cas, néanmoins, la culpabilité peut se transformer en colère et en exigences vis-à-vis de l'institution, reflétant comme par un effet de miroir leur impuissance face au passage à l'acte et à la mort.

En fait, la souffrance chez ces êtres existe depuis si longtemps qu'il y a eu adaptation à ce stade chronique : les proches roulent et roulent leur « boule de souffrance ». Le jour de la confrontation avec la mort, ils se retrouvent au pied du mur et c'est la déroute de la raison qui l'emporte, l'abattement face au chaos et au vide. Ils sont épuisés, dépassés, écrasés par le poids de leur « boule », même s'ils avaient déjà inconsciemment perçu qu'elle était trop lourde à pousser. Désormais, elle va petit à petit s'alléger, et certains me disent être soulagés de ne plus avoir à la rouler. Seront-ils assez forts pour aller jusqu'au bout ? Car ils paraissent presque toujours rongés par une culpabilité qui leur sert à redonner corps à leur souffrance.

Je me souviens de cette famille dont le père était un intellectuel reconnu. La fille avait été trouvée noyée dans sa baignoire après avoir absorbé des médicaments en quantité importante mais non mortelle. Elle présentait par ailleurs de vastes plages de brûlures cutanées sur tout le corps, dues au contact d'une eau trop chaude qui s'écoulait toujours dans la baignoire lors de la découverte du corps. « Sont-ce les brûlures qui l'ont fait mourir ? a demandé le père. – Elles ont assurément contribué à la défaillance cardio-vasculaire, ai-je répondu. – Il s'agit donc d'un accident », en a-t-il déduit. Pour lui, cela devenait moralement plus acceptable, ce n'était presque plus un suicide. Dans l'immédiat, il s'était débarrassé d'une part de sa culpabilité grâce à l'enchaînement fatal des faits.

D'autres personnes savent que leur proche s'est bel et bien suicidé, mais le terme est tabou, elles refusent de le prononcer et parlent elles aussi d'accident, de prise excessive de médicaments, sans volonté d'en finir.

L'acceptation est encore plus difficile quand il s'agit du suicide d'un très jeune enfant. Le jour où j'ai eu à présenter un petit garçon de neuf ans qui s'était volontairement jeté par la fenêtre de sa chambre au domicile de sa mère, je me suis sentie mal. L'enquête des fonctionnaires de police m'avait appris qu'il régnait une certaine tension avec le compagnon de sa mère. Les proches sont venus en deux temps : le père d'abord, la mère et son compagnon ensuite. L'approche a été très rude, d'autant plus qu'après la présentation le père, venu seul, a souhaité me parler. Je l'ai écouté me raconter son divorce, difficile pour lui, son remords de ne pas avoir su protéger son petit. La mère aussi portait une immense culpabilité, mêlée à ce qu'elle considérait comme une carence d'éducation parentale, puisqu'elle n'avait pas su, elle non plus, protéger son « bébé », ce qui constitue le rôle premier des parents. Tous deux se sont réunis et, ensemble, ont éprouvé le besoin de parler au témoin neutre que j'incarnais. J'ai essayé du mieux que j'ai pu de remplir ce rôle, de les replacer dans leur statut de parents en leur disant que la même force d'amour pour leur fils se lisait dans leurs regards, quelle qu'ait été la fracture de l'environnement familial à un moment donné. Ils ont tous deux parlé de leur fils. Le chemin pour eux était modifié, mais non interrompu, et je les ai laissés ensemble.

Un après-midi, je prenais un instant de repos en regardant, par les fenêtres de l'IML, passer sur la Seine de petits voiliers aux mâts rabattus. Ils se suivaient tranquillement, parfois secoués par les vagues provoquées par le passage de lourdes péniches. Détendus, les skippers regardaient droit devant eux, la barre bien en main. Face à de telles images, tu comprends bien que ma tête est prompte, elle aussi, à partir au fil de l'eau vers la mer, vers des contrées que j'imagine bien sûr paradisiaques... Je vis ici en permanence dans le contraste du blanc et du noir dont je t'ai parlé, de la lumière et de l'ombre, voire de l'obscurité la plus opaque et glacée, le soir, quand je traverse les couloirs des sous-sols où reposent les morts. Mais il y a aussi le soleil qui se lève sur la gare d'Austerlitz, qui envahit mon bureau à l'orée de chaque journée et me réchauffe le cœur.

Ce jour-là, je téléphone, toute à mes pensées, en dirigeant les yeux vers le pont d'Austerlitz, lorsque, soudain, l'attitude d'un homme équipé d'un sac à dos capte mon attention : il enjambe le parapet sous mes yeux et se jette dans la Seine. L'alerte est aussitôt donnée aux pompiers et à la brigade fluviale, nos voisins. La tête de l'homme est perdue de vue au milieu de la houle due aux hors-bords de la Fluviale, mais il est finalement récupéré. Pour combien de temps ? En tout cas, il n'est pas aujourd'hui pour l'IML, même si c'est un médecin légiste qui lui a sauvé la vie !

Il s'est suicidé, il s'est tiré une balle dans la bouche après avoir tué sa femme endormie d'une balle dans la tête. Depuis quelque temps, elle n'était plus là, ne le reconnaissait plus ; la maladie d'Alzheimer l'avait éloignée de lui, il n'y arrivait plus, diront ses enfants. Nous leur avons présenté les corps de leurs parents réunis côte à côte.

Pourquoi ces homicides-suicides ? Je me suis souvent posé la question. Peut-être pour ne pas vivre avec le poids de la mort de l'autre, peut-être aussi pour partir ensemble, ne plus souffrir de l'autre, ne plus le voir souffrir ? Plus probablement tout ou partie de ces diverses hypothèses.

La séparation

La salle de présentation des corps est une vaste pièce climatisée au sol et aux murs recouverts de panneaux de bois clair, couleur miel. L'un des pans est entièrement doublé d'une fresque en plexiglas qui laisse filtrer la lumière du jour, soutenue d'un éclairage tamisé, apaisant. Ce graphisme est inspiré d'architectures modernes assimilables à l'environnement du bâtiment de l'Institut, flanqué d'immenses tours de verre et d'acier. Il est composé de lignes indéterminées, droites, brisées, irrégulières, pointées vers l'infini, tout comme l'empilement décalé de structures cubiques auxquelles se mêlent des plages de couleurs vives. Le contraste de ces dessins représente l'image d'un temps structuré, virtuel, mais aussi agité, en mouvement, et évoque à mes yeux les turbulences de la ville et l'écrasement de la vie, par opposition au calme de la mort.

Lorsque les visiteurs pénètrent dans la salle, leurs regards se focalisent sur le corps de leur défunt, et je crois pouvoir dire que nul ne remarque cette fresque qui m'a longtemps interpellée et que j'ai fini par assimiler à la représentation de la vie dans la Maison du mort. La cloison qui s'interpose entre le corps et les familles passe elle aussi inaperçue lorsque les proches sont accoudés à la fine console en bois, le nez collé à la vitre ; finalement, c'est cette protection qui marque le début de la séparation.

Elle protège aussi de l'horreur et de l'odeur, permettant, dans un premier temps, d'appréhender et d'apprivoiser la réalité des faits. Dans une crise d'agressivité incontrôlable, un homme s'est un jour jeté sur la vitre et s'est tapé plusieurs fois la tête contre le verre incassable, mais avec une telle force qu'aux bruits sourds le personnel est accouru pour tenter de le calmer : il n'acceptait pas la mort violente de son frère assassiné.

Je me souviens aussi de cette femme qui a souhaité embrasser son époux, mort subitement à l'aéroport d'une crise cardiaque. Ils partaient faire une croisière – la dernière, avait-il dit. Lorsque je l'ai accompagnée près du corps, la femme m'a confié : « C'est moins dur de l'autre côté de la vitre. »

Cette autre femme est venue seule voir sa mère. Je l'accompagne en salle de présentation. À la vue du corps, elle se met en colère : « Tu m'as laissée, hein, tu m'as laissée ! » lui lance-t-elle. Puis, à mon adresse : « Elle était assise dans son fauteuil quand elle est morte, et vous me la présentez à plat : vous me l'avez cassée ! – Le corps devient souple après la mort, et elle se trouve mieux allongée, vous le savez fort bien », lui répliqué-je.

Cette sorte de révolte sert simplement d'exutoire à son angoisse. « Il faut que je la ramène », s'écrie-t-elle encore en tapant contre la vitre avec une force insoupçonnable.

Le surlendemain, au moment du départ, elle demande que l'on ouvre complètement le cercueil pour arranger la robe à sa manière, tout en disant à sa mère : « Tu es contente de m'avoir fait ça, hein ? » Elle lui passe des breloques autour des poignets, du cou, l'arrange comme on arrange une poupée, avec la volonté de s'occuper de tout jusqu'au bout. Elle prend des photos, elle s'affaire de façon frénétique autour du cercueil, déchargeant toute sa souffrance par cette ultime agitation. « Tu vois, je ne pleure pas, lui dit-elle encore. T'es conne de me laisser. » Je lui propose de se recueillir un instant seule auprès de sa mère, mais elle refuse en me disant : « Reste là, je t'aime bien. » Je lui sers un instant encore de béquille et la sécurise en lui parlant avec douceur.

En salle de présentation, les familles affrontent la dure réalité de la perte définitive ; le jour du départ, le corps dans son cercueil ouvert sera l'objet de toutes les attentions, et la séparation validée. Depuis l'époque où la visite des familles est ainsi organisée en deux temps, derrière la cloison vitrée dans un premier temps, ou au contact direct avec le corps, puis dans le cercueil en second lieu, nous n'avons pratiquement jamais rencontré de signes de violence le jour du face-à-face avec le défunt, mais, au contraire, des marques d'acceptation de la réalité, des gestes d'affection, voire d'amour, qui ont eu le temps de retrouver place après parfois de courtes phases d'agressivité, lors de la confrontation initiale.

Ce matin-là, une femme d'apparence anxieuse, un brin nerveuse, pose une énorme valise sur une chaise à côté d'elle et demande à l'hôtesse d'aller voir le corps de sa mère qui doit partir en début d'après-midi. C'est la troisième fois qu'elle vient se recueillir en ce lieu. L'hôtesse la prie de patienter jusqu'à l'heure du départ, car le corps est déjà préparé dans le cercueil. La femme se lève brutalement, prise d'une angoisse : « Ce n'est pas possible, je dois lui demander la robe qu'elle souhaite mettre, car elle ne m'a rien dit. » Et la voilà qui ouvre sa valise et sort plusieurs robes qu'elle empile sur le bureau d'accueil. Décontenancées, les hôtesses cherchent de l'aide et m'appellent. « Je l'ai sentie partir, m'explique-t-elle, elle a emporté une veste, mais n'a eu le temps de rien me dire pour la robe. » Je comprends qu'il vaut mieux abonder dans son sens pour ne pas aggraver sa peine et son désarroi. Je l'accompagne donc en salle de présentation. Elle y traîne sa grosse valise et déballe encore toutes les robes, interroge sa mère, hésite, puis finit par choisir la bleue. « C'est celle que vous aviez déjà choisie tout à l'heure, me dit-elle. Vous pouvez l'habiller. » Puis, mission accomplie, elle quitte le bâtiment et repart dans l'allée en se coltinant sa valise.

L'après-midi, toute la famille est réunie autour du cercueil. La femme s'active et me fait signe d'approcher. « J'ai apporté de l'eau bénite », me dit-elle en tendant une bouteille bien pleine, dont elle me demande de proposer une part aux autres familles. Je la pose à côté du cercueil et lui dit qu'elle est pour sa mère, qu'on verra après. Après quoi ? Je n'en sais trop rien. Elle me retient encore et me prie de l'aider à passer à sa mère des chaussures neuves qu'elle vient d'apporter. « Elle est belle, n'est-ce pas qu'elle est belle ? C'est une sainte », me répète-t-elle. Elle s'affaire encore, glisse dans le cercueil des images pieuses. La petite-fille lit un long texte qu'elle dépose à son tour près du corps : « Tu as de la lecture pour toi, grand-mère. » Tous parlent à la morte comme si elle était encore parmi eux, comme s'ils voulaient lui dire ce qu'ils n'avaient pas eu le temps de lui confier avant. Ils lui multiplient les recommandations, puis se calment. La fermeture du cercueil est alors acceptée comme si tout avait été accompli.

Pour certains, le corps meurt et l'esprit ne l'habite plus : « Son âme l'a quitté », disent-ils en sortant de la salle de présentation. Le corps devient alors pour eux le dernier porteur d'une absence. Pour d'autres, au contraire, l'esprit habite le mort jusque dans son cercueil. Dans ma rencontre avec les femmes en deuil de leur mère, je n'ai observé que des sentiments d'amour et de respect, les valeurs affectives et morales prenant le pas sur l'aspect strictement corporel. Mais elles accordaient aussi le plus grand soin à la dépouille en lui apportant des vêtements chauds, voire des couvertures, ainsi que de la lecture comme pour un long voyage dans la solitude et le froid.

Parfois, c'est l'épouvante qui domine : « J'ai peur de le voir ainsi, tout froid, sans bouger. Accompagnez-moi, me dit cette jeune fille. C'est mon père, je veux le voir sans les autres, mais pas seule : avec vous ! » Ensemble nous avons pris un peu de temps pour apprivoiser le moment de la rencontre avec le corps, à parler de son père, à échanger sur la mort, afin de calmer l'angoisse à l'approche de la confrontation. Elle parlait comme pour freiner le temps, puiser encore quelques forces en elle-même, elle n'avait encore jamais été en présence de la mort. C'est elle qui a pris la décision d'y aller, elle s'est accrochée à mon bras et l'a peu à peu lâché pour embrasser furtivement son père. Son regard, lourd de sens pour moi, s'est illuminé comme si elle était fière, vis-à-vis de lui, d'avoir surmonté son appréhension.

Une mère et ses trois filles viennent voir la quatrième. La mère, âgée de quatre-vingt-neuf ans, marche difficilement à l'aide de deux cannes. C'est une maîtresse femme, elle veut embrasser la morte, la serrer dans ses bras : c'était son aînée. Ses propos sont fermes : « Elle ne m'a pas appelée, comme chaque soir, me dit-elle. Elle a dû attraper la grippe ! Elle ne mangeait pas assez, prêtait trop attention à sa ligne. Elle vivait seule. » Les autres filles n'ont pas leur mot à dire : le dialogue est entre sa fille aînée et elle. Elle n'écoute pas ses autres enfants, prétextant sa surdité ; en fait, elle ne veut rien entendre. Elle doit accomplir son devoir : fermer les yeux de sa fille morte ; elle a besoin de ce contact avec le fruit de sa chair, elle est forte, elle a connu la guerre, elle ne veut pas entendre parler de compassion. Devant ce comportement et une agitation excessive pour son âge, je la prends par la main et lui parle avec douceur mais fermeté : « Nous allons d'abord la voir derrière la vitre, et, si vous le souhaitez, en second lieu, je vous accompagnerai pour l'embrasser. » Elle me tient tête. « Mais il ne peut pas en être autrement, lui dis-je à seule fin de la protéger. C'est un contrat passé entre nous deux ! » Elle s'apaise : « Je suis d'accord », acquiesce-t-elle. De fait, vu son grand âge et compte tenu du choc émotionnel qu'elle vient de subir, de l'inquiétude de ses enfants, il est à l'évidence préférable de procéder par étapes.

Au bout de quelques minutes, elle me fait signe qu'elle veut y aller. Elle se cramponne à mon bras, touche le visage de sa fille. « Elle est froide, je peux l'embrasser ? – Bien sûr, lui dis-je. – Elle est belle, reprend-elle. Regardez, elle est plus belle que ses sœurs. Donnez-moi une mèche de ses cheveux ! » Elle se recueille encore un instant, puis se retire. « C'est bien, fait-elle, vous pouvez maintenant la préparer. »

Si le cas de cette femme âgée m'a tant marquée, c'est que le départ de sa fille n'étant pas à ses yeux dans l'ordre des choses, elle y a réagi par la volonté, la force d'âme, le courage. Elle imposait le respect. Elle m'a fait penser à ces personnes qui ont connu la guerre, ses milliers de morts, la résignation face à l'hécatombe, mais aussi le sursaut. Elle-même n'a nul besoin d'un soutien psychologique ou d'une aide quelconque. Elle a besoin de faire ce qu'elle estime être son devoir de mère. Elle a quitté les lieux, son geste accompli, sans une larme, entourée de ses autres filles pétrifiées de respect devant leur mère.

Le personnel d'accueil prévient toujours les familles que la présentation se fera derrière une vitre. Celle-ci n'est pas contestée, mais, avant même d'y être confrontées, ce qu'elles pensent être un obstacle leur sert parfois de prétexte à laisser sourdre une colère qui ne peut s'exprimer autrement. Une fois qu'elles sont collées à la cloison, celle-ci limite leur angoisse et contient leur agressivité. Elle les protège du contact glacé du corps – telle a d'ailleurs été la première réflexion de cette mère en touchant sa fille : « Elle est froide. » Elle protège aussi de l'odeur du corps, parfois altéré. Surtout, elle symbolise déjà une certaine forme de séparation. Elle s'impose à tout le personnel en charge des présentations, car toutes ces morts, ne l'oublions pas, sont des morts violentes, totalement inattendues. Elle prévient les réactions incontrôlables visant à récupérer le corps, à le secouer, à l'interpeller en le frappant pour déceler en lui un éventuel signe de vie, à tenter de le faire revenir à lui, de lui ouvrir les yeux.

Elle était venue voir son amie qui vivait seule, comme elle. Elle lui rendait visite chaque jour. Son amie n'est plus. Elle paraît soulagée que je l'accompagne pour la présentation. Le dialogue entre nous s'établit aisément. Elle lui apportait régulièrement de l'aide, son amie était en forme, mais avait pâti autrefois d'un cancer qui avait guéri. Elle m'entraîne dans un long récit sur cette amie très cultivée, qui lisait beaucoup, empruntant des livres à la bibliothèque du quartier. Elle m'explique son admiration pour elle et soulage ainsi une partie de sa peine. En contemplant le visage de la défunte, elle me dit qu'elle est partie apaisée. Puis elle est restée un long moment près du corps comme pour prendre toute la mesure de ce qu'elle venait de perdre.

Les familles projettent leur propre tristesse sur le visage du défunt et j'ai remarqué que si celui-ci est apaisé, les leurs s'apaisent vite à leur tour, surtout si quelqu'un d'extérieur est là pour le leur confirmer. Le mort est toujours sublimé ; le relâchement des muscles du visage rend ses traits plus lisses, sereins, sans rictus. En examinant les victimes de chaque jour, je constate d'ailleurs que toutes ont un visage reposé, comme délivré des tourments, alors que les violences subies ont parfois été très graves, mais peut-être cela me soulage-t-il, moi la première, de le constater ? Lorsque les visages sont très altérés par suite de modifications morphologiques, pour apaiser le vertige de la perception, c'est le regard du cœur qui doit l'emporter sur celui des yeux, car ceux-ci sont trompeurs. L'image qu'il donne, le défunt ne l'a pas souhaitée : c'est ce que nous disons aux proches ; si l'on s'attache à cette image, on ne lui rend pas hommage, puisqu'il ne l'a pas choisie. Notre aide se révèle utile et efficace pour apaiser le trouble suscité par une image altérée. Le défunt doit être beau et calme, tel qu'il est dans le regard que cette mère porte sur sa fille, ou dans celui de cette fille sur sa mère. Tu sais, il m'arrive souvent de dire à un enfant que j'accompagne : « Ta maman est belle ! Ton papa est beau ! », ce qui contribue à rétablir la place du parent dans son cœur.

Certes, toutes ces rencontres avec les familles me prennent beaucoup, mais je n'ai jamais regretté les moments passés à jouer ce rôle ni n'ai jamais eu le sentiment de perdre mon temps avec elles. Savoir prendre le temps, que ce soit pour soi ou pour l'autre, il n'est rien de plus précieux dans la vie. Prendre le temps de dire au revoir au proche qui nous a quittés lors d'une brutale séparation scelle à jamais le début de l'apaisement ; il faut donc aider, favoriser et apaiser cette ultime rencontre.

Lorsque des corps de militaires ou de fonctionnaires de sécurité sont transportés à l'IML, nous devons, sous la pression de l'événement, faire diligence pour pratiquer l'examen médical, puis nous hâter de restituer les corps aux familles ainsi qu'aux autorités pour les cérémonies officielles. En général, les proches sont pris en charge par les psychologues de ces administrations qui les soutiennent et les accompagnent dans leurs démarches. Le deuil est magnifié – « Morts pour la France ! » – et les officiers généraux donnent du panache au recueillement. La France s'occupe de ses victimes, puisqu'elle fait ainsi diligence, mais tout va vite et parfois trop vite. Le déni est pourtant plus marqué chez ces familles qui, paradoxalement, ont plus de difficultés à affronter la réalité de la mort. Ces jeunes se sont engagés sur des théâtres d'opérations militaires pour la gloire, non pour y succomber. Lors de l'intime confrontation avec la dure réalité du corps mort, la résignation est mal vécue, la rancœur et le ressentiment sont exacerbés. L'accompagnement doit là encore être neutre : il puise sa valeur et sa force dans un parler vrai où peuvent se faire jour les failles et faiblesses des institutions protectrices.

Ces départs précipités, ces inhumations trop rapides ne cessent de me troubler. Tout est probablement fait pour éviter que la souffrance ne s'amplifie avec le temps de recueillement, mais peut-être aussi pour évacuer le problème de la mort dans la société actuelle. Ces séparations hâtives, sans laisser le temps nécessaire pour apaiser le surcroît d'émotion, sont source de grandes souffrances. C'est le déchirement d'êtres qui se sont aimés sans avoir eu le temps de se le dire assez, tant la violence de l'événement a été brutale. Rappelle-toi cette femme qui « engueulait » sa mère décédée, lui reprochant d'être partie subitement, trop vite à son gré...

Une jeune fille se présente à une hôtesse de l'accueil ; elle apporte des vêtements pour son père. Elle s'assied, se lève, s'écarte du bureau, puis revient, se rassied, se relève... Son comportement intrigue. Je m'approche et, sans rien dire, je la laisse évoluer un instant. C'est alors qu'elle ouvre prestement un sac et jette un pantalon sur le bureau. Elle fouille encore dans le grand sac et en sort une veste de costume froissée et deux tee-shirts : « Je ne sais pas, j'ai tout pris en vrac », dit-elle.

Je plie avec soin le pantalon et la veste déposés, puis aborde le problème des tee-shirts. « Vous comprenez, me dit-elle, il les aimait tous les deux, et je ne sais lequel lui laisser. » On disserte sur les logos peints en blanc sur le tissu noir, sur ce qu'ils représentent. Je réfléchis avec elle et, comme elle ne paraît pas se décider, je lui suggère de les lui passer tous les deux ; elle me regarde alors en haussant les épaules. « Pourquoi pas, lui dis-je, puisqu'ils étaient tous deux importants pour lui. » Sous mon regard soutenu, elle acquiesce, me tend des chaussettes, sort plusieurs caleçons : « Celui-ci, je le lui empruntais quand j'allais le voir. » Elle se relève, comme si sa douleur intérieure était trop forte, puis revient vers moi, incapable de rien ajouter. « Je serai avec vous demain matin pour le départ du cercueil », lui dis-je. Elle acquiesce du regard et s'en va.

Le lendemain, elle téléphone qu'elle sera en retard pour le départ, car elle ne s'est pas réveillée. Elle arrive enfin, mais attend sa mère pour pénétrer dans le salon de recueillement. J'ai mis au défunt la casquette et le foulard qu'elle m'avait confiés, et comme le visage était quelque peu abîmé par le temps, je l'ai légèrement recouvert. La mère demande à voir son époux. La jeune fille dit non, puis oui, et sort de son sac avec fébrilité des clés USB : « Posez-les sur lui, me dit-elle ; ce sont des lettres écrites pour lui. » Sa mère s'éloigne. La fille se recueille seule, puis, après un très long moment, finit par accepter que nous refermions le cercueil. « Ça y est, c'est la fin, maintenant », constate-t-elle. Elle pleure et gémit du plus profond de son âme, comme si elle avait tout fait pour retenir le défunt, pour qu'il ne la quitte pas. En partant, elle me lance un au revoir en me cherchant du regard. Puis toutes deux suivent seules à vélo le fourgon solitaire qui se faufile d'un feu rouge à l'autre dans le désordre du trafic urbain.

Par l'étirement du temps de présence près du corps avant l'ultime séparation, cette jeune fille avait cherché inconsciemment à le freiner autant qu'il lui était nécessaire.

Un jeune militaire vient d'être tué au combat, il est arrivé ce matin à l'aéroport en provenance d'Afghanistan ; les officiels sont nombreux à venir lui rendre hommage. Je me mêle à eux pour identifier les proches parents et leur propose un moment d'intimité rien que pour eux, près de leur fils, frère ou compagnon. Ils sont méfiants, car le groupe les porte. Ils acceptent, mais ont peur d'avoir peur. En les accompagnant auprès de lui, je leur parle, les rassure. « Il n'est plus là, ce n'est pas pareil, me dit la mère en lui touchant la main. – Non, ce n'est pas pareil, c'est autrement, mais ces gestes sont importants et pour vous et pour lui », lui réponds-je. Tous étaient devenus plus calmes et je me suis retirée. Échanges et caresses se sont prolongés, le cap de la peur était passé. Ils parlaient de lui autour de lui, des moments de joie partagés ensemble. Ce moment d'apaisement a été primordial pour eux, avant les cérémonies officielles.

Le temps, dans ces circonstances, n'a plus d'importance. « Déjà ! » disent certains ; « Encore un peu ! » disent d'autres. Te souviens-tu de ce qu'on m'a dit un jour dans la médina de Fez : « Toi, tu as la montre ; moi, j'ai le temps » ?

Je respecte ce temps pris pour l'autre et pour soi, pour une pause, pour parler à l'être cher parti trop brutalement, pour profiter de cet ultime instant d'intimité avec le défunt, avec un passé partagé et des réminiscences communes. Moment souvent terrible pour le proche, mais moment de vérité, tellement bénéfique s'il intervient en temps utile : il apprivoise alors la séparation et, à son propre rythme, la fait sienne. Ce temps-là ne sera jamais rattrapé ; au contraire, s'il n'a pas existé, il restera à l'état de regret indélébile. Voilà pourquoi nous avons patienté, avec cette jeune fille, avant de refermer le cercueil, et pourquoi j'ai essayé de l'aider. Ce temps-là n'est pas une affaire publique, il est strictement personnel, il ne mérite sous aucun prétexte d'être escamoté, et surtout pas qu'on le minute.

Les rites contribuent eux aussi à aider les proches à remettre de l'ordre dans le désordre instauré par la mort. La prise en charge par la famille, les amis, la communauté ethnique ou religieuse, s'inscrit dans une histoire partagée, actant la séparation du mort et du vivant en prolongeant ces phases de soutien.

Le corps d'une femme très âgée, desséché, dénutri, aux os saillants sous la peau, doit être examiné rapidement, car le fils est retenu, prostré et absent dans le service de police. Il vivait auprès du corps de sa mère, décédée depuis plusieurs mois de mort naturelle. Il s'occupait d'elle, voulait la garder auprès de lui, expliquera-t-il. Il n'envisageait pas la séparation, jusqu'au jour où il a reçu la visite du médecin traitant, alerté par la pharmacienne du quartier, inquiète de ne plus recevoir d'ordonnances à l'intention de la mère, malade du cœur depuis longtemps. Esprit fragile, le fils a été conduit en hôpital psychiatrique...

La séparation d'avec le mort est un moment clé pour ceux qui restent. Il ne doit en aucune manière être détourné ou négligé. C'est un moment court, intense, de prise de conscience et de communion ultime avec le défunt.

J'arrête là l'évocation de mes rencontres avec les familles et l'étalage de mon ressenti sur ce qui est ici mon lot quotidien. Toutes ces considérations n'engagent que moi, mais peut-être feront-elles réfléchir ceux, nombreux, qui persistent à penser que la mort est toujours ou avant tout celle des autres.

Indigents et isolés

On dit qu'en voyant la mort on voit la sienne. Je côtoie donc quotidiennement la mienne. Je comprends la peur de la mort qui habite chacun de nous, donc celle de sa propre mort. Quand tu interroges quelqu'un pour savoir s'il éprouve cette peur, il te répondra toujours par la négative, ou qu'il ne sait pas, parce qu'il n'y songe pas ou se refuse à y penser, et peut-être est-ce bien ainsi, mais tu comprends d'autant mieux la difficulté qu'il aura à l'apprivoiser si elle s'invite, à l'improviste, contre toute attente.

Le sentiment d'indifférence domine parfois chez certains esprits trop absorbés par le présent. Cette indifférence est devenue un phénomène de société qui a récemment suscité l'attention, lors de l'événement baptisé « canicule », à l'été 2003, où nous avons reçu à l'IML plus de huit cents corps, le plus souvent de personnes isolées, découvertes tardivement, dont les familles tardèrent à se manifester, ne souhaitant pas même se déplacer pour les identifier, chargeant les maisons de pompes funèbres de les acheminer à leur dernière destination.

L'indifférence pour les corps des victimes est quotidienne, elle m'a toujours frappée, surtout lorsque les enquêtes de police fournissent quelques renseignements sur le passé de ces victimes. Lors de l'épisode « canicule », je me souviens du corps bien conservé d'une femme restée dans l'anonymat : aucune identification par les services de police, aucune famille. L'examen médical ayant permis de découvrir la présence d'un stimulateur cardiaque, le numéro de cette prothèse nous a conduits à lui donner une identité et à lui trouver quelques cousins éloignés.

Parfois, nous n'avons aucun contact avec les proches, soit qu'ils ne le souhaitent pas – et nous recevons des courriers du style : « Viens par la présente confirmer mon refus de m'occuper des obsèques de mon fils » –, soit qu'ils restent introuvables malgré les enquêtes de police et les recherches administratives toujours effectuées en pareil cas.

Actuellement, je suis très troublée par un phénomène qui a tendance à s'aggraver et qui me semble être essentiellement d'ordre financier : « Déclare être dans l'impossibilité financière d'assumer les obsèques de mon frère », peut-on lire. Le coût des funérailles est devenu trop lourd pour certaines familles en situation difficile, elles nous l'écrivent et nous laissent gérer l'inhumation des corps avec la Ville, par voie administrative, vers le cimetière des communes où s'est produit le décès. Je me dois donc de parler ici de ces personnes bénévoles qui, à Paris, appartiennent au collectif des « Morts de la Rue ». Elles accompagnent, dans le fourgon funéraire de la Ville, les corps des abandonnés qui quittent l'IML à destination du cimetière de Thiais. Contrairement à ce que l'on pourrait imaginer, ces corps sont très rarement non identifiés, donc très souvent différents de ceux que nous appelons nos « X », les non-recherchés, non-réclamés, sans identité connue, vivant on ne sait où, parfois dans des squats, comme celui qu'on a retrouvé lors de l'incendie de son cabanon, sous le périphérique, ou cet autre, découvert flottant dans la Seine. Ces « X » côtoient donc des morts identifiés mais isolés, sans famille, à l'instar de cette femme qui avait mis sa maison en viager, ou de cette autre, fortunée, dans le cas de laquelle le personnel administratif de l'IML a dû s'investir pour demander – en vain – le déblocage de fonds, auprès de banques et du notaire, afin de procéder à l'inhumation dans le caveau familial où elle avait sa place. Parfois, ce sont des querelles familiales qui isolent ces personnes, et le refus de s'occuper des obsèques est clairement stipulé. Enfin, il peut s'agir du manque de moyens pour financer le rapatriement du corps au pays. À l'ère de la mondialisation, on voit se créer des associations pour les morts appartenant à tel ou tel pays ou région du globe comme l'Algérie, la Tunisie, l'Afrique noire, les Comores ; elles mettent sur pied, avec leurs ressortissants vivant en France, un fonds de solidarité destiné à rapatrier les défunts.

Autrefois, tous ceux qui ne pouvaient regagner leur pays rejoignaient les déshérités de la vie à la fosse commune, cette sépulture collective où tous les morts étaient mis en terre côte à côte. Le cimetière parisien de Thiais reçoit ainsi les indigents, les inconnus, les oubliés de la vie.

Ce matin-là, le personnel venait de charger quatre cercueils en partance pour Thiais. Je me suis assise dans le grand fourgon gris argent des pompes funèbres de la Ville, à côté d'un vieux monsieur serrant sa canne, un classeur quelque peu défraîchi entre les mains. Cet homme m'imposait le respect, je le sentais pleinement investi de sa fonction d'accompagnateur et de membre du collectif « les Morts de la Rue ». Il tint à me montrer une feuille volante où il avait, d'une belle écriture, préparé un petit discours individualisé pour chacune des deux victimes qu'il avait choisies, laissant les deux autres à son compagnon de route, venu lui aussi se recueillir. Le camion s'est garé à l'entrée du cimetière et je les ai suivis, chez le fleuriste tout proche, dans ce qui m'est apparu comme un rituel : quérir un petit pot de fleurs pour chacun des morts. L'association a un compte, m'ont-ils précisé, l'offrande de fleurs est une petite attention réservée à tous. Le conducteur du convoi s'est engouffré dans l'austère pavillon administratif pour identifier l'emplacement de nos victimes dans le « carré » réservé aux indigents. Nous sommes ensuite remontés dans le fourgon, car le cimetière est immense. Le vieux monsieur, habitué des lieux, m'a indiqué fièrement les différents emplacements réservés aux morts musulmans, juifs, militaires. Ainsi ai-je découvert non sans surprise que le champ des morts était quadrillé par les vivants selon une ségrégation que je présume voulue par les différentes communautés.

Nous arrivons enfin à notre « carré » réservé aux indigents et anonymes. Les fossoyeurs de la Ville, en tenue impeccable, nous attendent.

L'endroit est paisible, comme à l'écart, bordé de haies de bambous mêlées à des essences aux arborescences multiples, peut-être pour rappeler la diversité d'origines et de conditions des disparus... Les caveaux sont sobres, tous identiques, en ciment beige. Pendant cinq ans, ces tombes temporaires vont accueillir nos oubliés de la vie, puis les corps seront incinérés pour laisser place à d'autres, car ils sont de plus en plus nombreux à échouer ici. Les lourdes dalles sont soulevées par une imposante machine à roulements, les cercueils sont glissés à l'aide de cordages, et c'est alors que le vieux monsieur tout déformé par les ans s'approche et lit son texte : « Vous êtes né en 1944, à la fin de la guerre ; nous ne connaissons pas votre vie. Vous avez notre respect d'hommes... » Je ne peux retranscrire ici les termes précis de cet hommage chargé d'émotion et de références aux dures réalités de la vie. Il était comme un vieux seigneur s'adressant d'homme à homme à un cadet. Cette communion de pensée avec ces inconnus m'a profondément émue. La lourde dalle de béton est retombée, et les deux compagnons ont déposé les pots de fleurs. Les deux messieurs se sont recueillis devant chacun des tombeaux après que les quatre défunts eurent ainsi droit à leur petit mot d'adieu personnalisé. Le plus âgé des deux officiants, appuyé sur sa canne, marchait avec difficulté ; son compagnon l'a aidé à remonter dans le fourgon et ils sont partis, satisfaits d'avoir accompli une fois de plus leur mission.

Je n'ai pas souhaité leur demander les motivations personnelles qui les ont conduits à exercer un tel bénévolat, mais on ne peut qu'être admiratif envers ces gens d'exception qui font don de leur temps à ceux que la vie avait déjà écartés du lot commun avant que la mort les ait retirés du monde des vivants. Je vais te surprendre, mais je pense que ces isolés, morts oubliés ou abandonnés, sont partis avec des gestes pleins d'amour, et peut-être même plus dignement que beaucoup d'autres au milieu des leurs. Mais cette appréciation-là, tu le comprendras, je la garde pour moi.

Familles « recomposées »

De nos jours, nous rencontrons souvent de grandes familles rassemblées autour du défunt, mais apparaît vite la question de la composition de leurs membres dès qu'il s'agit du devenir du corps. Celui-ci devient en effet parfois un enjeu, et c'est alors que l'on découvre les recompositions, voire les décompositions du groupe familial. Je dis cela avec un petit sourire en coin, car il faut bien reconnaître que, dans l'urgence de la présentation du défunt ou de la gestion du dossier administratif, nous avons parfois du mal à nous repérer dans ces familles aux multiples facettes. Pourtant, il convient de se pencher avec soin sur ces cas quelque peu complexes pour cerner qui a le pouvoir de prendre en charge les obsèques du défunt. Certains veulent l'incinérer, alors que d'autres veulent l'inhumer ; certains veulent que les rites religieux s'effectuent de telle façon, d'autres de façon différente ; certains veulent un retour du mort au pays, d'autres veulent l'inhumer près de chez eux. Nous assistons parfois à de vrais déchirements par avocats interposés, et nous nous devons de garder la plus grande neutralité en essayant de responsabiliser chacun.

Connaître le Code général des collectivités territoriales est un préalable. Prendre attache avec les enfants des différents lits, rassembler les procurations des parents qui ont en charge les enfants mineurs est nécessaire pour éviter toute contestation ultérieure. Parfois, l'atmosphère est tendue, voire houleuse, car, mal vécues, les rancœurs du passé resurgissent à cette occasion. Les divergences et discordes à l'intérieur de ces familles seront alors tranchées par le tribunal civil en référé et, en attendant le jugement, nous gardons bien sûr les corps, parfois plusieurs semaines, le temps que tout s'apaise.

L'IML est le lieu où se cristallisent les haines, la révolte, la colère, emmagasinées au fil des différentes étapes de la vie et qui se focalisent sur cet événement unique : la mort. Nous sommes obligés de jongler avec les diverses composantes des « tribus » familiales en tenant compte du respect dû à chacun. Certains ne veulent pas se rencontrer, ne souhaitent pas que d'autres qu'eux assistent aux présentations, désirent se recueillir seuls – « sans les autres », comme ils disent. Nous devons nous montrer le plus conciliants possible, en écoutant et en raisonnant chacun d'eux, mais en nous tenant toujours à l'écart du conflit. Que d'efforts, que de patience de la part du personnel pour faire prévaloir la raison, la sagesse, surtout l'esprit de paix dans les moments de recueillement en ce lieu que j'appelle la Maison du mort ! Chaque fois que s'exprime un trop-plein de passion ou de haine, nous prenons le contre-pied en parlant de calme, de repos, de paix, comme ferait un soignant. Je ne te cache pas que nous sommes parfois obligés d'user de fermeté, dans l'intérêt du défunt, pour ménager un moment de pause qui, souvent, fait retomber les tensions parmi ceux que la souffrance égare.

Je me souviens de cette femme venue se recueillir seule auprès de son compagnon avec qui elle vivait depuis six ans. « Il est de religion catholique et moi aussi, me dit-elle. Je veux qu'un ami prêtre lui administre l'extrême-onction le jour de la fermeture du cercueil. » Je lui réponds qu'il n'y a aucun problème, puisque tel est son vœu. « Mais si, me répond-elle, il y a un problème : ses enfants ne veulent pas. » Je prends conscience que les choses se compliquent. Elle s'agrippe à moi et part dans une logorrhée au sujet de la première femme de son compagnon, dont il était divorcé et dont il a une fille, puis au sujet de sa deuxième femme, qu'elle ne veut pas rencontrer, laquelle a deux fils qui « ne sont pas chrétiens », ajoute-t-elle. J'écoute : tout est devenu si complexe que je ne trouve rien à dire. J'ai oublié de te préciser que le défunt a eu en outre, entre-temps, une maîtresse qui s'est présentée comme « une amie très intime » le jour de l'arrivée du corps à l'IML ; nous lui avons demandé de bien vouloir patienter, lui indiquant qu'elle verrait le corps après que la famille « en titre » se serait recueillie. Celle dont je t'ai parlé au début est arrivée avec un certificat de concubinage afin de faire valoir ses droits. Pour la rassurer, je lui ai dit que rien n'était jamais simple dans les familles recomposées, mais que tout finissait par s'arranger, car c'est le respect et le repos du défunt qui importaient. Cet argument n'a entraîné aucune contestation de sa part.

Le surlendemain, jour du départ, les chants et lectures bibliques l'ont emporté sur les dissensions familiales. Personne n'a soufflé mot. La seconde épouse m'a discrètement demandé une mèche de cheveux et des rognures d'ongles du défunt, ce qui a suffi à la calmer. Elle va les transporter au pays pour un rituel vaudou. C'est la tradition dans les pays d'Afrique noire dont elle est originaire. Autour des reliques du défunt, parmi les racines, les poudres, l'encens, peut-être le marabout lui donnera-t-il, à la nuit tombée, une réponse à ses questions ? Le défunt, lui, est parti paisiblement, entouré de toutes celles qui l'ont aimé, et c'est bien ainsi.

Une jeune femme arrive en pleurs à l'accueil, incapable de s'exprimer. L'hôtesse vient me chercher et me rapporte qu'il s'agit de la première épouse du défunt, qu'ils ont eu une petite fille. Elle souhaite déposer un dessin de la petite dans le cercueil de son ex-époux. Le corps est en présentation et va partir, me précise l'hôtesse. J'ai demandé à la jeune femme de m'attendre près de l'entrée des départs de convois, le temps d'aller discuter avec la seconde épouse et de lui expliquer fermement ce qui me paraissait le mieux pour la victime. Toutes deux, séparément, ont accompli le dernier geste qu'elles souhaitaient adresser au disparu, mais la scène s'est déroulée sous les injures, les menaces, des manifestations de haine et de colère telles que ces deux femmes qui s'étripaient verbalement, sur le point d'en venir aux mains, submergées par la passion, m'ont rappelé l'opéra *Le Temps des Gitans*, d'Émir Kusturica, magnifique mélange de sublime et de réalisme, que nous vîmes un soir, toi et moi.

Un jour se sont présentés à l'accueil six jeunes, accompagnés de leur mère. Ils venaient voir leur très jeune sœur, trouvée pendue par un foulard aux barreaux d'un châlit. Tendus, muets, ils attendent l'arrivée du père. La mère et le père s'étreignent, comme pour des retrouvailles. Le temps que s'effectue la préparation du corps, je comprends que les parents de la victime sont séparés. Tous deux parlent à part de l'événement. Elle lui explique l'« accident », il cherche à comprendre. L'un et l'autre sont dans une construction mentale où leur culpabilité est égale, elle parce qu'elle avait la charge de la petite, lui parce qu'il était parti. Je les ai laissés se recueillir seuls près de leur enfant, et suis allée rejoindre les jeunes qui les attendaient. « On vivait tous ensemble, me dit une des filles ; c'est notre sœur à tous. » De retour, les parents se sont de nouveau isolés pour continuer à se parler : ils avaient tellement de choses à se dire que la tribu qui les accompagnait n'avait plus sa place dans le moment présent. En quelques minutes, une famille recomposée se trouvait soudée dans la douleur et la difficulté.

J'ai eu à connaître bien d'autres cas où nous avons dû présenter le corps d'un enfant isolément à chacun des parents ou des proches qui ne s'entendaient pas, sans prendre position, en les traitant de même manière. Il faut à la fois savoir être présent et se taire, car tout ce que l'on pourrait dire en cette circonstance particulièrement difficile deviendrait indécent, tant la souffrance exacerbe les comportements. Le père est seul en salle d'attente, refermé sur lui-même, le visage entre les mains ; la mère attend dans le hall avec un compagnon recroquevillé sur sa chaise, dans un coin sombre, comme pour ne pas apparaître. Qui prendra en charge les obsèques ? La question est posée à chacun des parents. Ce jour-là, nous avons de la chance : il n'y aura pas de conflit, le père se désiste.

Nous avons rencontré des cas extrêmes où toute une famille est venue aider son parent et en découdre avec l'autre famille. L'IML a des couloirs qui permettent de séparer les factions pour faire retomber la tension du moment. Fréquents sont les conflits portant sur les modalités de la prise en charge du défunt ; nous envoyons les parties concernées régler leur différend devant le tribunal civil où tout finit par rentrer dans l'ordre. Nous gardons le corps jusqu'au prononcé du jugement. Lorsque les proches reviennent, ils se sont débarrassés de toute leur hargne et ils se plient calmement aux formalités administratives.

Accidents

Ce matin-là, je m'immobilise devant le corps d'un motard. À pleine vitesse, tard dans la nuit, il a perdu le contrôle de son bolide et s'est enroulé autour d'un poteau en bordure de la chaussée. Toute la cage thoracique est disloquée, le bassin écartelé ; seule la tête a été partiellement épargnée grâce au casque. Le père, un vieillard effondré, soutenu par un groupe d'autres hommes, patiente en salle d'attente avant la présentation du corps. Je m'avance et m'assieds parmi eux. Je leur annonce que la présentation sera difficile, le visage étant un peu abîmé par l'accident, mais qu'ils vont tout de même pouvoir le voir. Tu sais, je préfère leur parler vrai, pour amortir le choc de la vue du corps que nous présentons toujours recouvert d'un drap blanc qui ne laisse apparaître que le visage. Le père hésite, il ne sait s'il aura le courage d'aller jusqu'au bout. Je lui rappelle que c'est déjà bien qu'il soit venu auprès de son fils. Je le pense vraiment, car tout effort physique, dans une épreuve si douloureuse, devient surhumain. Un lourd silence s'ensuit. « J'ai accepté de faire la démarche, j'irai jusqu'au bout », me dit-il. Il se tourne vers moi et m'interroge sur les blessures. Il est mort sur le coup, lui réponds-je, il n'a pas souffert. Un jeune, parmi ceux qui l'accompagnent, lui précise que le motard a tapé avec la tête et confirme la mort instantanée. « C'est le cerveau qui a bougé dans le crâne resté intact, c'est pour cette raison qu'il est mort tout de suite. » Hochant la tête, comme s'il comprenait ce qui s'est passé, le père pleure, déchargeant son trop-plein d'émotion contenue. Doucement, je reviens sur les plaies de la face, qui pourront être réparées par une fine chirurgie, s'il le veut, le jour où nous effectuerons la mise en bière. Bien sûr, acquiesce-t-il, puis il se lève : « Je peux y aller. »

Je l'accompagne avec les siens. Toujours en pleurs, il me rapporte que son fils venait de trouver du travail, une petite amie, un logement : il avait tout, il allait mieux, me dit-il. Je ne réponds pas, j'écoute, puisqu'il a besoin de parler. Je les laisse ensuite se recueillir entre eux et les attends dans le couloir, méditant la dernière réflexion du père qui laisse supposer une vie antérieure un peu difficile. « J'ai aussi une fille, me dit-il en sortant, elle m'attend. » Je parle d'elle avec lui pour lui permettre de s'accrocher à cette vie différente qui l'attend : sa fille est là ! Je les regarde tous partir, soudés autour de lui.

Je vais te confier quelque chose : en regardant s'éloigner les familles dans l'épreuve, lorsqu'elles franchissent la porte de l'IML, on voit à leur allure si on a réussi ou non à les soulager un peu dans l'immédiat.

Le lendemain, les femmes sont venues avec eux, et c'est alors le père qui a géré l'émotion de tous, leur expliquant la mort du fils et les soutenant. En les observant à distance, j'ai eu un sourire de compassion, et c'est moi qui me suis sentie apaisée.

En cas de mort par accident, l'attitude des familles est différente, car l'intensité de la douleur se projette dans le questionnement. Comme anéanties par la fatalité, elles sont aréactives, assommées par la brutalité de l'événement. Elles veulent savoir et surtout comprendre comment cela s'est passé. En général, j'ai déjà examiné les lésions du corps à leur arrivée à l'IML, je m'informe à mon tour sur les circonstances de la mort, je les écoute me raconter ce qu'elles savent. Elles ont souvent mené leur enquête personnelle, me décrivent l'accident dans les moindres détails et ce qu'elles ont ressenti, car elles ont vécu plusieurs fois l'événement dans leur tête avant de venir se recueillir.

Toutes les victimes mortes par accident de la circulation dans Paris sont transportées à l'IML, le plus souvent par les services de police, afin de dégager rapidement la voie publique. Souvent, les proches me disent qu'ils se sont rendus sur les lieux de l'accident pour mieux comprendre comment il a pu se produire.

Avant de les accompagner auprès du défunt, je leur décris les lésions corporelles, de façon technique, mais en utilisant des mots simples, en faisant bien attention d'éviter les formules qui risqueraient de choquer ou de perturber. Il faut jauger où l'interlocuteur en est de la compréhension de l'événement pour avancer quelques instants avec lui et le soutenir. Au fond, c'est comme à l'hôpital : le malade, ou la famille, attend du médecin qui s'occupe ou s'est occupé de lui des explications claires, intelligibles. La relation médecin/malade s'effectue dans le plus grand respect et dans la confidentialité, et il en va de même à l'IML où j'ai remarqué à quel point les gens sont reconnaissants des explications fournies dans la plus grande transparence. Ils ont ainsi le sentiment de mieux participer à l'événement. Ils deviennent actifs dans la souffrance, et non pas exclus ou infantilisés, comme certains confrères le préconisent en les laissant dans l'ignorance des faits de peur d'aggraver leur traumatisme. Les familles ont plus de force intérieure qu'on ne l'imagine face à l'irrémédiable qu'est la mort ; je dirai même qu'elles nous savent toujours gré de ce moment de vérité partagé, et la présentation du défunt peut dès lors se faire plus simplement.

L'hôtesse me fait un signe : une femme âgée s'est effondrée dans le couloir menant à l'accueil. Elle est consciente et me regarde. Je lui parle, elle ne me répond pas, mais son pouls est régulier ; elle réagit lorsque je la pince légèrement. Son fils lui indique que je suis médecin. À en juger par son regard, elle paraît rassurée. L'expression va te paraître stupide, mais, à mes yeux, elle est aussi démunie qu'un nourrisson. Elle a besoin qu'on lui caresse la main, qu'on lui parle avec douceur, qu'on s'occupe simplement d'elle. De temps à autre, on se trouve confronté à ce type de malaise, et tout le monde – la famille au premier chef, évidemment, mais aussi bien les hôtesses – est d'autant plus impressionné que le cadre ne se prête guère à la réanimation. Ce lieu n'est pas un hôpital, mais la Maison du mort. Le malaise, le plus souvent vagal, se dissipe rapidement, mais l'émotion des proches, souvent près d'exploser dès qu'ils pénètrent à l'IML, se déplace et se reporte sur le malaise du vivant, alors qu'elle était d'abord destinée au défunt. Ce transfert s'explique dans la mesure où le moindre malaise, en cet endroit, est vite assimilé au trépas.

Son fils la serre dans ses bras. La veille, alors qu'il traversait avec son père le boulevard Beaumarchais, sur un passage protégé, un crissement de pneus s'est fait entendre. Terrorisé, le fils a pressé le pas, puis il a vu son père se faire percuter par un véhicule noir, de type 4 × 4. Il gît sur la chaussée, la tête ensanglantée. Le véhicule, ralenti par le choc, redémarre, roulant même sur une jambe de la victime étendue, et prend la fuite. L'homme meurt sur place d'un violent traumatisme crânio-facial. En quelques secondes, le destin de ces deux êtres a basculé dans l'horreur.

Le corps arrive à l'IML dans une housse blanche, baignant dans son sang. La face et le crâne ont explosé sous l'effet du heurt et du passage du véhicule, et il a fallu plusieurs heures d'un travail minutieux pour remettre en état ce visage disloqué. Le personnel est d'une rare compétence dans ce travail de remodelage, car il est, comme moi, conscient de l'impact que la vue du mort aura sur la famille lors de la présentation ou lorsqu'il reposera dans son cercueil.

Pour le proche, le fait de voir son défunt est toujours un moment douloureux, l'image peut être éprouvante, voire insupportable, mais ce moment-là est essentiel, car le regard fige et fixe la mort. Les paroles revêtent alors une importance particulière dans l'accompagnement des proches, surtout lorsque le décès est d'origine traumatique, et le visage mutilé. Avant toute présentation, nous demandons à la famille si elle souhaite que l'on couvre le visage, parfois difficile à regarder, mais la réponse est immuablement négative : « On veut le voir. » Parfois, il faut ménager un temps de réflexion, savoir attendre patiemment la décision des proches avant de les accompagner. Je ne suis pas toujours d'accord pour privilégier la reconnaissance du côté le plus présentable du visage, en laissant moins apparent le côté abîmé, car, de toute façon, la famille sera confrontée à la réalité des lésions lorsque le corps reposera dans le cercueil. Je l'ai cependant fait ce matin-là, car l'accident de moto avait fracassé l'hémiface gauche, et le désarroi de tous était tel qu'il devenait indispensable d'avancer par étapes. Il nous faut expliquer aux proches qu'ils doivent regarder le visage avec le cœur, que la victime n'a pas souhaité leur laisser cette image d'elle, qu'elle est morte sur le coup, n'a pas souffert, et qu'elle repose en paix. Présent au moment des faits, le fils acquiesce, puisque son père est mort sous ses yeux.

La présentation est courte, elle ne doit durer que le temps de s'approprier la réalité dans sa brutalité. Dans les cas particulièrement éprouvants, nous répétons aux proches que nous sommes avec eux. Je t'entends me rétorquer que cela n'est vraisemblablement d'aucune consolation pour eux, mais je te réponds que j'ai observé qu'une telle attitude en rassurait nombre d'entre eux lors de la première confrontation avec le défunt ; alors, je persiste et signe.

Corps en très mauvais état ou altérés

Certains traumatismes entraînent des lésions corporelles parfois inimaginables, qui ne laissent personne indifférent, pas même le médecin, mais tout autant traumatisante est la vue d'un corps altéré, putréfié, verdâtre, rougeâtre, noirâtre, en décomposition partielle ou complète, brûlé ou carbonisé, voire à l'état de squelette. Pourtant, certaines familles tiennent absolument à le voir. Nous les informons de la difficulté de la présentation, nous essayons de cerner la demande et l'attente des proches après avoir pris connaissance de l'état du corps, avant d'échanger avec elles. Jamais nous ne rejetons une demande. Si je dois les accompagner, je leur tiens un langage de vérité, leur expliquant, à partir de notions scientifiques simples, l'état du corps et son évolution au fil du temps. Nous attendons que les familles soient bien informées, qu'elles aient compris et accepté les transformations cadavériques dues à l'écoulement du temps, mais aussi aux traumatismes divers. Après les avoir éclairées le mieux possible sur l'évolution d'un processus naturel, nous les laissons décider, sans émettre ni critique ni jugement, toujours en respectant ce moment crucial de la présentation. Parfois, ce n'est pas encore le moment pour elles, et nous les laissons réfléchir. Certaines peuvent changer d'avis et nous en avons vu revenir au bout de quelques jours.

Je voudrais cependant insister sur le fait que ne pas voir une dernière fois l'être cher, dans la réalité de sa mort, peut se révéler plus dommageable que la confrontation pour le devenir des proches. Ce peut même être vécu comme le vol de la dernière rencontre, une perte irréparable et définitive. Je désapprouve totalement ceux qui conseillent aux familles de ne pas se rendre auprès de leur défunt lorsque le corps est abîmé ou ne leur paraît pas présentable : que ce soit les services de police, traumatisés par la découverte de la victime, ou les agents des pompes funèbres mandatés par la famille pour prendre en charge la victime ou les amis de la famille. Tous verbalisent leurs propres émotions, alors que les réactions diffèrent beaucoup d'un individu à l'autre. Ce qui est tout aussi grave, voire plus grave, est de proposer de fermer le cercueil sitôt après le décès. Les maisons de pompes funèbres sont souvent confrontées au problème de l'état du corps et laissent peu de place au choix de la famille, brandissant l'argument de l'horreur, mêlé de compassion, alors que ce devrait être à la famille et à elle seule de prendre la décision de voir ou de ne pas voir le défunt en l'état, et alors que l'accompagnement favorise bien sûr cette prise de décision.

Des soins sont souvent proposés aux familles par les maisons de pompes funèbres dans le but de ralentir l'altération du corps et d'améliorer l'image de la victime. Ces soins de thanatopraxie, improprement appelés « embaumement », consistent à retirer le sang du corps et à le remplacer par un produit conservateur à base de formaldéhyde, pour fixer les tissus en l'état et éviter qu'ils ne se dégradent ultérieurement. Dans certains cas, ces soins, appelés aussi « soins de conservation », sont obligatoirement effectués si le corps doit quitter la France et partir pour l'étranger. Les pays qui accueillent la dépouille exigent, pour le transport, un certificat de soins. Un soin bien effectué redonnera au visage une image plus naturelle, ôtant la coloration parfois violacée de la congestion dont l'aspect est toujours mal supporté par la famille.

Je me souviens d'une présentation surprenante. Il faut que je te la raconte pour que tu puisses te faire une idée de nos rencontres avec les familles. Se présente un jour à l'IML un couple : le frère de la victime et son épouse. Le défunt vivait dans dix mètres carrés encombrés de détritus, son visage et ses mains étaient grignotés par les rats, son corps d'une saleté repoussante. Il a fallu le laver à grande eau et frotter énergiquement avant de pouvoir pratiquer l'examen. Le personnel lui a redonné un semblant d'apparence humaine en masquant par les mèches de cheveux les dégâts occasionnés par les rongeurs. Prévenue par les services de police, la famille, qui habitait les beaux quartiers de Paris, venait d'être interrogée et se présentait pour identifier le corps.

Dès leur arrivée, les proches demandent à ce que la présentation soit rapide ; ils assurent qu'ils s'occuperont de tout : il y a d'ailleurs un caveau familial au cimetière du Père-Lachaise. C'est là, pour eux, une pure formalité ; ils préviennent qu'ils ne seront pas là le jour du départ et nous demandent de fermer d'emblée le cercueil. Contrariés de perdre ainsi leur temps, ils sont écœurés par la vue du corps : tout cela n'est décidément pas digne de leur milieu. Il n'y a rien à dire, rien à faire, et pourtant le personnel avait rendu le défunt presque beau ! La dame se tourne vers moi et me dit non sans une certaine condescendance : « Comment faites-vous pour vivre parmi tant de cadavres ignobles ? » Je la regarde fixement et, pour la première fois, me permets de lui répondre un peu vivement : « Je ne fais rien d'exceptionnel, madame. »

Pour moi, il s'agit là d'un être humain comme un autre, qui a eu une vie, une destinée sans doute difficile, mais qui peut savoir ? Au demeurant, nul d'entre nous ne sait au juste comment il terminera sa vie. J'ai eu le sentiment, lors de cette confrontation de quelques instants, qu'il s'agissait, aux yeux de ces visiteurs offusqués, d'un cadavre animal : une charogne. Je me suis sentie foncièrement mal à l'aise, en décalage complet avec le comportement de ces gens imperméables, m'a-t-il semblé, à la notion élémentaire de respect de l'être humain.

L'homme est quelqu'un de structuré, constitué, aux yeux de la plupart, d'un corps et d'une âme. Pour moi, le corps symbolise encore l'être dans sa globalité. En tant que médecins légistes, nous avons connaissance, par les services de police, de la vie antérieure des victimes, de leur intimité, des faits qui ont entouré leur mort. Dans les affaires judiciaires, la recherche des causes du décès laisse le défunt toujours « vivant ». Il existe de par sa présence, jusqu'à sa restitution aux proches, et parfois sa présence continue à me hanter tant que je n'ai pas trouvé d'explications scientifiques à son décès.

Je n'utilise jamais le terme « cadavre » pour l'être humain, je le réserve à l'animal mort : on en reçoit parfois, avec leur maître. Le mot n'a jamais été péjoratif à mes yeux, mais, instinctivement, je le réserve aux bêtes. À mon chat j'ai donné tout mon amour et il me l'a rendu au centuple, gratuitement. Une fois venue la phase ultime de sa vie, j'ai dû me résoudre à le confier au vétérinaire, car il était à bout de forces. Ce dernier m'a demandé de le lui laisser pour l'endormir, son cadavre serait ensuite incinéré. L'utilisation du terme « cadavre » ne m'a pas heurtée. Pourtant, ce chat avait accompagné dix-huit ans de ma vie en m'offrant ses regards et ses ronrons, son affection sans contrepartie. Il ne m'attendrait plus derrière la porte. Ce jour-là, les chutes du Niagara ont inondé mon visage et j'ai eu bien de la peine à recouvrer mon souffle, tant la douleur me suffoquait.

Récemment, j'ai pratiqué l'autopsie d'un corps décédé, selon toute vraisemblance, depuis plus de deux ans et oublié dans son environnement. L'allure générale du mort était normale : le corps desséché, momifié, s'était simplement arrêté de vivre. La peau était cartonnée ; les organes, intacts, étaient papyracés ; mais ce qui m'a le plus surprise, c'était l'intérieur de la boîte crânienne : la dure-mère, cette épaisse méninge entourant le cerveau, était en place et en forme, mais, à l'ouverture, le vide ! Un voile de poussière remplaçait le cerveau. Sur l'instant, cette vacuité de la boîte crânienne, symbole ô combien éloquent de la fugacité de l'existence humaine – une apparence sans rien derrière –, m'a laissée hébétée, prise de vertige.

Le frère du défunt, venu à l'IML le reconnaître, l'a identifié sans difficulté, car le visage était intact. Il m'expliqua le désir de profonde rupture du défunt vis-à-vis de sa famille et du reste de la société. C'est un généalogiste qui avait dû effectuer des recherches pour retrouver les proches, car il y avait des biens immobiliers à la clé. Toutes traces du passé semblaient effacées, et pourtant le défunt était toujours là, intact, plus de deux ans après sa mort, comme pour narguer les siens !

Tous les corps ne sont pas dans un tel état de bonne conservation ; il y a des périodes de l'année, surtout l'été, où ils sont particulièrement abîmés par la chaleur, le confinement, les vêtements superposés portés par les personnes âgées, souvent frileuses. Les corps découverts tardivement sont presque toujours altérés, desséchés ou gonflés, de coloration verdâtre ou noirâtre, le réseau veineux apparent et bien dessiné. Dans une grande ville comme Paris, les personnes isolées sont souvent oubliées ou ignorées, les liens familiaux ou sociaux distendus, les proches éparpillés à travers le pays ou dans le reste du monde. Les lieux de vie sont exigus, peu propices aux rassemblements ; l'existence est centrée sur les difficultés que chacun rencontre, rétrécissant les échanges avec les voisins ou amis. Combien de fois ai-je vu arriver des corps provenant d'hôtels, de foyers sociaux ou de centres d'accueil, découverts à cause de l'odeur qui finit par attirer l'attention, et je ne parle pas des immeubles où le courrier s'entasse pendant des semaines ou des mois dans la boîte aux lettres du défunt ? Ces corps-là convergent tous sur l'Institut médico-légal : les funérariums ne sont pas aptes à conserver ces « exclus » de la société, le plus souvent peu fortunés, délaissés par leur famille. Quand les recherches que nous effectuons avec le concours des services de police permettent de retrouver des proches, la présentation est bien sûr effectuée, si elle est souhaitée – et elle l'est presque toujours, ce qui peut paraître surprenant –, dans un souci d'identification, mais parfois aussi de réparation et de rattrapage du temps perdu. L'altération des corps rend toujours délicat ce genre de présentations.

« Le maintien de la vie exige un équilibre biologique et physico-chimique ; la mort est le résultat de la rupture de cet équilibre » : tels sont les termes utilisés par le professeur Simonin, dans son *Précis de médecine légale*, pour parler des phénomènes cadavériques. La mort est l'arrêt biologique de la vie, une « rupture d'équilibre ». Le corps va alors subir des modifications dues à l'arrêt de la circulation sanguine dont le rôle est de nourrir les cellules de nos tissus. S'ensuivent des actions d'ordre physico-chimique et microbien. Le corps devient froid, il se déshydrate, la peau prend parfois un aspect brunâtre de parchemin. Cette coloration suscite suscite tous les fantasmes dans le regard du profane, c'est pourquoi il faut savoir l'expliquer avant même la présentation. Parfois, elle devient d'un rose prononcé, virant au rouge, car lorsque le corps est retrouvé face contre terre, le sang stagnant à ce niveau filtre dans les zones déclives, créant ce qu'on appelle des « lividités », phénomènes bien différents, pour le scientifique, des ecchymoses ou des hématomes. On comprend que dans la suspicion induite par la soudaineté de la disparition de leur défunt, les proches imaginent le pire devant de telles colorations de la face. Ils évoquent des coups, des hématomes entraînés par une chute, qui ont dû forcément faire souffrir la victime, sur laquelle ils transfèrent ainsi leur propre souffrance. Il ne peut s'agir pour eux que de violences faites à la victime vivante, ou qu'ils imputent parfois à notre institution lors de la manipulation du corps – on a déjà vécu ce type de situation. Avec beaucoup de calme et de fermeté, nous devons alors nous lancer dans une longue explication sur le devenir du corps au fil du temps.

L'altération des tissus et les transformations cellulaires d'ordre chimique modifient l'aspect de tout le corps, y compris donc le visage. Une coloration verdâtre, noirâtre, un boursouflement généralisé vont impressionner, tu le comprends fort bien, toute personne amenée à découvrir le défunt. La décomposition des matières organiques due aux germes microbiens de l'organisme, notamment de l'intestin, est à l'origine des gaz putrides qui envahissent de proche en proche les organes. À cela s'ajoute la prolifération de champignons qui trouvent un habitat d'élection dans ces tissus altérés. Ils les liquéfient, ce qui entraîne l'aspect décharné du corps et de la face, rendant parfois difficile toute reconnaissance visuelle. Des larves d'insectes vont aussi squatter le corps et entraîner la disparition complète des tissus mous, ne respectant que les os du squelette.

J'arrête ici ma description : elle permet de comprendre la réaction de répulsion du visiteur qui n'a pas été correctement informé.

Cette évolution du corps est difficilement imaginable pour les familiers, car la disparition inattendue a figé le souvenir du défunt dans l'être vivant et actif dont ils conservent l'image. C'est pourquoi toute présentation d'un corps à des proches doit être accompagnée, préparée, expliquée de sorte à se dérouler en pleine connaissance de cause.

Il va et vient dans la salle d'attente, tout son corps exprime le désarroi. Sans bouger, assise sur le coin d'un fauteuil, je lui explique que le corps de son père est très abimé et méconnaissable mais il repousse tous mes propos, il veut le voir. Bien sûr, « nous allons le voir », lui dis-je, mais je retarde le moment car son agitation est importante. Je lui demande s'il ne l'a pas vu depuis quelques jours. « Cela fait vingt ans qu'il ne m'aimait pas. » « Ce n'est pas un problème », lui dis-je, « vous êtes venu là, c'est que vous l'aimez ? ». Un lourd silence s'ensuit. « J'ai été dans son appartement, il y avait une photo de moi me dit-il » ; je m'accroche à ses propos pour lui faire remarquer que la photo est une preuve de l'amour de son père pour lui. « Vous vous aimiez tous les deux mais vous ne saviez pas vous le dire », et j'insiste sur cet amour réciproque. Il me regarde comme si la découverte qu'il venait de faire le traversait de bonheur, il s'apaise. Il s'est recueilli près de lui en lui parlant, je me suis retirée. Le jour du départ, nous avions recouvert le défunt, il a demandé à le voir mais, très vite incommodé par l'odeur, a souhaité fermer le cerceuil « pour ne pas qu'il s'altère davantage » a-t-il dit au personnel. Soudain il m'aperçoit, se précipite sur moi et m'étreint, avec une telle force que je suis totalement immobilisée. Ce geste d'amour était sûrement celui qu'il aurait voulu avoir pour son père. Dans le hall, la surprise fut générale mais j'ai vu dans les yeux de cet homme le bonheur d'être libéré d'une profonde souffrance.

La recherche du disparu

Le plus dur, pour les proches, c'est à mon avis la recherche d'un disparu. Le corps n'a pas été retrouvé ou n'a pas encore été identifié. L'être cher est-il encore vivant ? Où est-il ? Est-ce bien lui ? L'attente de l'identification, notamment lors des catastrophes, quelle que soit leur ampleur, du petit immeuble en feu aux accidents d'avion, décuple l'angoisse des familles. Tout repose alors sur la reconnaissance du corps par le médecin légiste et l'équipe de police. Ensemble ils ont la charge de redonner une identité à chaque corps ou fragment de corps. C'est une tâche difficile qui requiert minutie et méthode. Il faut s'attacher aux plus infimes détails, ce qui réclame du temps, alors que celui-ci est limité, les familles étant impatientes. On a en outre besoin de collaborer avec elles dans le cadre de véritables échanges afin de récolter le maximum de renseignements. Leur aide est indispensable pour permettre aux équipes de corréler les données médicales recueillies sur le corps et les renseignements apportés, ce qui permet aux proches de progresser avec nous dans l'identification en étant partie prenante au travail. J'ai constaté, dans plusieurs événements d'ampleur, qu'ils se montrent en général très coopératifs, sollicités qu'ils sont dans ce travail de mémoire concernant la victime, et ce jusque dans les moindres détails. Arborait-elle des signes particuliers ? Avait-elle été opérée ? Comment était-elle habillée ? A-t-elle reçu des soins dentaires ? Cette recherche individuelle, nécessaire, est souvent difficile dans les grandes métropoles où les familles sont en général dispersées. À l'attente se surajoute le phénomène médiatique qui amplifie aussi l'angoisse des proches des victimes disparues.

L'identification de l'être cher représente toujours une phase délicate dans la recherche éperdue d'un disparu. Lorsqu'il s'agit de victimes isolées, comme il est fréquent dans les grandes villes, les présumées connaissances sont contactées par les services de police ; elles attendent, parfois hagardes, dans le couloir de l'Institut, l'arrivée des fonctionnaires pour procéder à la reconnaissance visuelle. C'est pour elles une épreuve douloureuse, l'horreur est parfois à son comble, car le défunt n'a plus donné signe de vie depuis déjà un certain temps. La coloration de la peau a changé avec le temps, parfois aussi en fonction du lieu de découverte du corps : ainsi lorsqu'il s'agit de noyés dans la Seine ou la Marne, très altérés par le séjour dans l'eau, ou de corps trouvés en décomposition ou en état de momification dans un recoin d'immeuble, de cave, ou sur un terrain vague. La détection visuelle des signes de reconnaissance est donc troublée par l'état du corps ; elle doit être d'autant plus minutieuse, car l'erreur n'est pas permise. Parfois, la reconnaissance est refusée par la famille : elle ne veut pas y croire. C'est alors que nous accompagnons ses membres dans un endroit calme, une salle d'attente par exemple, afin qu'ils essaient de se remémorer un signe d'identification du corps plus marquant, intime, dont le médecin ira ensuite vérifier la présence. Un procès-verbal de reconnaissance est établi, le cas échéant, par l'officier de police judiciaire en charge du dossier, document qui rendra enfin son identité au défunt.

Je me suis trouvée un jour face à deux personnes accompagnées par des fonctionnaires de police dans la salle de présentation et qui en sortaient dans un état de profond désarroi.

C'étaient les parents d'un jeune homme disparu depuis plus d'un mois et retrouvé flottant dans la Seine. Après la confrontation, ils n'arrivaient plus à faire un pas ni à proférer un mot. La mère s'est affaissée sur le sol ; le père, comme un zombie, ne bougeait plus. Les policiers, eux-mêmes éprouvés par la vue du corps, n'étaient là d'aucune utilité, ce que je comprenais fort bien. Je me suis accroupie près de la femme, et, après avoir constaté qu'il ne s'agissait, dans son cas, que d'un banal malaise, j'ai pris tout mon temps et lui ai parlé doucement, en lui palpant le pouls pour la rassurer, puis en la stimulant un peu pour qu'elle se reconnecte avec l'environnement. J'ai laissé mon instinct parler sur une affaire que les policiers me racontaient au fur et à mesure que le temps passait sur nous, reprenant leurs propos, les replaçant dans un contexte médical, expliquant en des termes pseudo-scientifiques l'aspect du corps qui s'était modifié depuis qu'ils étaient sans nouvelles de lui, démontrant enfin que tout cela ne changeait rien à ce que leur enfant avait été. Je suis ainsi restée un long moment près de ces parents, et quand ils ont commencé à me répondre et à me parler de lui, j'ai compris que le plus difficile était passé, et l'entretien a pu se prolonger, sur un mode plus détendu. « Pendant des jours et des nuits, me dirent-ils, nous avons vécu dans l'attente de son retour. C'était devenu très dur. Toute notre vie personnelle, intellectuelle, affective, s'en est trouvée comme suspendue. » « Au fil du temps, le retrouver en vie devenait de jour en jour plus improbable pour moi », me confia le père.

Ces séquences peuvent paraître simples, mais l'intensité de la peine et de l'angoisse atteint un paroxysme lors du face-à-face avec le corps. Le séisme est tel que la parole n'a plus cours, aucun mot ne peut sortir, le langage du corps sert seul à s'exprimer par des malaises, des tremblements, des larmes au milieu du silence. L'attente a été telle, pour ces parents, avant de retrouver leur fils, que l'affectivité est comme sidérée, pétrifiée par la découverte. Dans toutes ces disparitions, isolées ou en nombre, comme dans les catastrophes, à l'angoisse de l'attente s'ajoutent l'horreur suscitée par l'état du corps, la désolation et la douleur face à une réalité qui n'a pu être anticipée. « Secrètement, je pensais qu'il reviendrait, m'a dit de son côté cette mère. Mon mari n'y croyait plus, lui, mais moi, je l'attendais toujours ! »

Les ossements ont leur mystère. Leur identification constitue un véritable travail de mémoire. Aux beaux jours, le médecin légiste est souvent confronté à des paquets d'ossements trouvés au cours de travaux sur la voie publique, dans des caves, des chantiers de démolition, lors d'agrandissements de propriétés. Ces découvertes macabres ne laissent jamais indifférents les ouvriers de chantiers, les propriétaires des lieux, pas plus que moi-même qui ai à les examiner. C'est un véritable puzzle qui commence avec la détermination de l'origine humaine des os, celle du sexe, de la race, de l'ancienneté, avec toujours pour objectif de vérifier si la découverte peut être liée à une disparition pas trop lointaine, sur laquelle la justice aura encore prise. Légalement, en effet, au-delà de dix ans l'action publique s'éteint. C'est pourquoi nous effectuons à titre conservatoire des prélèvements de marqueurs ADN, une étude des traumatismes osseux suspects, voire un relevé de traces de sang anciennes afin de confirmer, le cas échéant, le caractère *antemortem* des lésions.

Un crâne trouvé dans une benne publique éventrée et abandonnée arrive un jour sur la table d'autopsie ; il ne présente pas les caractères d'un crâne ancien trouvé dans un vieux cimetière, il paraît plus récent, a conservé des cheveux, et arbore un écrasement de la face par un objet pouvant correspondre à une barre de fer, lequel a laissé son empreinte sur la mandibule. Nous effectuons toute une batterie de prélèvements, et quelle n'a pas été notre surprise d'apprendre qu'après plusieurs mois d'enquête de la Brigade criminelle les auteurs du meurtre du jeune homme disparu depuis huit ans allaient passer aux assises. Les parents, présents aux côtés des avocats de la partie civile, ont écouté sans broncher ma déposition sur l'état du crâne et ses lésions traumatiques. Quelles étaient à ce moment-là leurs pensées ? Je ne le saurai jamais.

Dans les grandes villes ou les agglomérations environnantes, on retrouve souvent des ossements anciens, car les morts étaient autrefois enterrés au milieu des vivants, au pied des églises. Avec le temps, cette présence est devenue importune, et les morts ont été relégués dans des cimetières périphériques : c'est ce qu'on a appelé l'« exil des morts ». Ce transfert s'est développé au fur et à mesure de l'explosion urbaine, pour laisser place à de nouvelles constructions d'habitations. La découverte de restes humains demeure également fréquente à la campagne sur les sites d'anciens champs de bataille.

Un fermier de la Somme, cultivant son champ, découvre un jour des ossements assortis de reliquats d'uniformes, que les historiens identifient comme ayant appartenu à des Australiens morts au combat en 1918. Il s'agit d'ossements mélangés et fragmentés, regroupés dans un espace rectangulaire pouvant évoquer une inhumation précipitée des corps les uns sur les autres, peut-être au beau milieu des combats, par les Alliés pris sous des tirs fournis, ou regroupés par les Allemands pour laisser place nette. Nous avons mission de reconstituer les squelettes, ceux de quatre hommes manquants parmi les soldats inhumés du Commonwealth tués dans ces parages et toujours recherchés depuis lors. Au fil du travail, je me surprends à nouer des liens que je qualifierai d'amitié avec chacun de ces soldats pour chacun desquels on nous a fourni des éléments d'identification propres. Ces ossements, bien conservés dans la terre argileuse, nous ont permis de reconstituer les squelettes recherchés et de leur rendre leur identité. Ils ont été individualisés, et chacun a été déposé dans un cercueil. Il s'agissait de quatre lieutenants des forces australiennes. L'histoire a retenu que ces forces avaient été lancées sur cette zone pour stopper l'avancée allemande, elles effectuaient des raids de harcèlement à petite échelle, le plus souvent la nuit, contre les positions ennemies, pour reconquérir progressivement cette terre si éloignée de leur propre patrie et qui devait les ensevelir.

Le corps humain se délite dans la terre après y avoir été inhumé. Le processus de désintégration est bien sûr accéléré lors de la crémation, mais tous ces ossements, fragments ou poussières d'ossements ont été des humains, nos prédécesseurs, même depuis longtemps oubliés. Sauf, bien sûr, lorsque la mémoire fait son œuvre et les garde en vie dans notre souvenir, ce qui fut le cas pour ces soldats des antipodes.

Mort et justice

À l'IML, tous les matins, les morts de la soirée de la veille et de la nuit sont rassemblés dans la salle des arrivées, comme « recrachés par la ville ». Le personnel s'affaire autour des corps pour les déshabiller, les peser, les mesurer, leur poser un bracelet identifiant, les ranger avec soin dans les chambres froides. En début de matinée, nous procédons à l'examen médical de chacun d'eux après avoir pris connaissance des procès-verbaux des fonctionnaires de police dépêchés sur les lieux. Cela nous permet d'interpréter les lésions corporelles observées et de les replacer dans leur contexte. Cet examen éclaire le magistrat, et c'est lui qui va décider, en cas de doute, de la poursuite des investigations et de recherches plus approfondies. Si la cause de la mort est manifestement naturelle, il donnera rapidement l'autorisation d'inhumer la victime, et le corps sera aussitôt rendu à la famille pour lui permettre d'organiser les obsèques.

Toutes les morts criminelles de Paris et de la Petite Couronne arrivent à l'IML, mais nous recevons aussi toutes les morts accidentelles, ou celles qui paraissent suspectes au médecin dépêché sur les lieux ou aux fonctionnaires de police chargés de l'enquête. La mort devient suspecte lorsque le corps présente des lésions et des plaies, mais aussi lorsque le corps est découvert dans un lieu atypique ou inattendu, ou en raison du désordre attenant, non conforme au mode de vie supposé du sujet. Il en va de même des corps trouvés dans un lieu public, que ce soit dans la rue, dans un parking, un hôtel, au travail, dans un magasin, un cinéma, une boîte de nuit, une cave, une gare, un aéroport… Tous sont également accueillis dans l'établissement. Enfin, les corps sans identité, comme ce joggeur parti sans papiers, brutalement décédé dans un parc public, ou ce sans domicile fixe ayant plusieurs identités viennent grossir le flot des victimes.

L'IML a aussi, depuis son origine, une fonction de morgue de la Ville et accueille les personnes isolées, décédées à leur domicile, qui, faute de ressources, ne sont pas acceptées par un funérarium. Les corps altérés, découverts tardivement en mauvais état de conservation, sont naturellement confiés à l'établissement.

La recherche des familles est un travail à part entière pour le personnel et requiert parfois une garde prolongée du corps au sein de l'établissement. Le plus souvent, les corps des victimes sont attendus par les proches, voire réclamés avec insistance, mais, parfois, ils sont aussi bien oubliés des leurs et nous devons alors partir à la recherche de ceux-ci par des appels téléphoniques ou des courriers répétés leur demandant de formuler leurs intentions pour la prise en charge de leur mort.

Je me souviens de ce couple que nous avons dû convoquer pour lui demander de hâter l'inhumation de leur sœur que nous gardions pour des motifs fallacieux depuis plus d'un mois, d'autant que le corps était arrivé déjà très altéré. L'enquête de police révélait qu'on ne voyait jamais personne rendre visite à cette femme, personne ne s'intéressait à elle, c'est le voisin de palier, gêné par l'odeur pestilentielle, qui avait appelé les pompiers. Elle était morte depuis plusieurs semaines. Le couple m'expliqua qu'ils étaient en train de désinfecter l'appartement de la défunte et de le vider pour pouvoir venir y vivre, qu'ils n'avaient pas le temps de s'occuper de tout, mais qu'ils feraient le nécessaire pour elle, bien sûr ! Une telle attitude m'a désagréablement surprise, j'ai dû le leur montrer, car ils finirent tout de même par contacter une maison de pompes funèbres afin de procéder aux démarches administratives.

En régime normal, le bâtiment peut accueillir près de cinq cents corps et faire face à une catastrophe de grande ampleur dans de bonnes conditions de conservation des victimes, pendant tout le temps nécessaire à leur identification. Nous avons par ailleurs été dotés d'une autre structure en périphérie de la capitale, pouvant accueillir plusieurs centaines de corps en cas de catastrophes de plus grande ampleur encore, d'épidémie, de contagiosité, d'attentats aux explosifs « sales » ou impliquant des risques d'ordres biologique, chimique, radioactif.

Lors de la découverte d'un mort, les fonctionnaires de police, avertis par les services de secours ou les voisins, se rendent sur les lieux, entament une enquête, informent le magistrat compétent et requièrent le transport de la victime à l'IML afin qu'il soit procédé à l'examen médical. Tous les corps gardés ici arrivent sur réquisition de police et sous l'autorité du magistrat de permanence, mais parfois aussi par mesure d'hygiène, les habitations exiguës de la ville ne permettant pas la cohabitation des morts et des vivants.

Si le décès paraît d'emblée suspect aux services de police, au choc de la mort inopinée s'ajoute, pour la famille, le trouble inhérent aux circonstances qui l'entourent, ce qui constitue pour elle une double épreuve. Très souvent, l'ouverture d'une enquête pour rechercher les causes de la mort est source de révolte et de colère, d'un sentiment de grande injustice alors qu'elle est déjà dans l'affliction. La mort a frappé sans prévenir un sujet souvent jeune, ce qui est cruel et inique, et voici que, de surcroît, cette mort est exposée aux yeux de la société, puisqu'elle entraîne une enquête destinée à fouiller la vie privée du défunt et de son entourage, mettant en alerte les voisins. « Mandons à ce que les lieux soient maintenus en l'état et que les témoins soient maintenus sur place » : telles sont en effet les réquisitions des fonctionnaires de police dépêchés sur les lieux. Le transport du corps à l'IML est considéré par beaucoup comme une marque de suspicion. La justice prend alors en main l'affaire réputée « suspecte » et, à partir de cet instant, le corps va échapper à son entourage pendant tout le temps de la procédure.

Je me souviens de ce mari placé en garde à vue parce que sa femme avait été découverte morte au domicile conjugal avec une plaie au cuir chevelu. Ses propos étaient incohérents, l'appartement mal entretenu : tout cela éveillait les soupçons. Le résultat de l'autopsie conditionna la levée de la garde à vue. La plaie occipitale avait tous les caractères d'une plaie de chute en arrière, sur le crâne, sans caractère suspect. Le foie était graisseux, jaunâtre, tel qu'on l'observe dans les cas d'imprégnation alcoolique chronique. L'alcool pouvait expliquer la chute et c'est pourquoi des examens toxicologiques étaient en cours.

Le mari est venu voir son épouse à sa sortie du commissariat ; discret, il s'exprimait avec quelques troubles de l'élocution. On peut penser qu'en voyant les services de police faire irruption à son domicile, il ait perdu ses moyens, ce qui a d'emblée suscité le doute. Il s'est recueilli un court instant près du corps de son épouse, sans rien dire, puis je l'ai raccompagné. À la porte, il m'a remerciée, simplement, avec déférence, mais en s'inquiétant encore du moment où il serait enfin autorisé à faire les démarches en vue des obsèques.

Lorsque la mort est sans conteste d'origine criminelle, à l'horreur de la disparition s'ajoute l'horreur des traces de violence au niveau du corps, parfois aussi la présence de sang. Jadis et pendant assez longtemps, dans la religion catholique, a persisté à ce sujet la notion de « pollution des lieux sacrés » : « On ne porte pas à l'église ceux qui ont été tués, de peur que leur sang ne souille le pavé du temple de Dieu. » Henri IV aura passé néanmoins par Notre-Dame avant d'être inhumé à Saint-Denis.

Les morts criminelles ont de tout temps marqué la société, suscitant une demande de vengeance de la part de ses membres, et c'est pourquoi, dans les cas suspects ou quand il y a crime, la justice s'empare du « mort » au nom de l'ordre public pour la recherche des causes de la mort (article 74 du Code de procédure pénale). À la douleur consécutive à la perte de l'être cher s'ajoute alors le poids du doute, qui va se bureaucratiser. Le mort n'appartient plus aux siens, mais à la justice, qui représente elle-même la société. La mort est gérée par l'administration, dont la compétence n'est pas ici en cause, mais son manque d'humanité qui l'a conduit à traiter le mort comme « sa chose », dira Philippe Ariès.

Le rôle de la justice consiste avant tout à éliminer ou à retenir l'hypothèse d'une mort criminelle, à préciser si la mort doit être considérée d'origine violente ou naturelle. Parfois une mort criminelle peut passer inaperçue aux yeux du profane ou lors d'une enquête sommaire, notamment dans les cas d'empoisonnement ou de violences inapparentes. C'est pourquoi des investigations approfondies sont toujours utiles. Cette étape de l'enquête, assortie de l'autopsie, est en général mal vécue par la famille, car elle alimente la suspicion et entraîne des retards dans le recueillement et le deuil. À ce stade précoce, les investigations policières et judiciaires sont souvent considérées comme injustifiées, alors qu'en réalité la justice ne fait là qu'anticiper un doute qui, plus tard, après l'inhumation, risque de germer dans l'esprit des proches. Car, avec le temps, eux-mêmes finissent souvent par émettre des doutes sur les causes réelles du décès. Voilà pourquoi, au moment de la découverte du corps, l'examen médical initial constitue une étape capitale qui ne doit jamais être négligée. Combien de fois, en effet, ai-je vu ce genre de doutes tardifs entraîner une exhumation du corps ! Les médecins doivent alors se pencher sur lui dans des conditions anatomiques beaucoup plus difficiles, car les tissus, on l'a vu, se transforment et s'altèrent avec le temps, ce qui rend plus délicate, voire illusoire la recherche d'une embolie pulmonaire ou d'un thrombus récent dans une coronaire – exemples pouvant expliquer une mort naturelle.

Ce père est décédé d'une cause naturelle d'origine cardiaque, rien ne s'oppose *a priori* à l'inhumation rapide souhaitée par la famille. Quelques semaines plus tard, les proches mettent en cause le cardiologue qui n'aurait pas fait les prescriptions nécessaires. Le magistrat demande alors une autopsie pour déterminer la cause exacte de la mort. Deux mois après les faits, toutes les investigations médicales sont devenues ininterprétables, étant donné l'état des organes, et la recherche se révèle difficile...

Souvent décrit de façon caricaturale dans les romans ou les feuilletons télévisés, le médecin légiste est en fait, pour la justice, un collaborateur privilégié, un interlocuteur technique dont le rôle consiste avant tout à essayer d'extraire la vérité scientifique sur la ou les causes de la mort. Il fait « parler le mort », selon la formule consacrée. L'autopsie permet l'examen détaillé du revêtement cutané, l'étude des tissus sous-jacents, des organes, des cavités, des muscles, des vaisseaux, des os, mettant en éveil tous les sens de l'opérateur : la vue, le toucher, l'ouïe, l'odorat. Rien de cela ne pourra jamais être remplacé par l'imagerie médicale. Quand j'effectue l'incision initiale, c'est avec une grande légèreté de geste pour écarter de moi l'impression de découper, de trancher. Le fil de la lame glisse sur la peau et aux points d'attache des organes. Plus j'avance en âge, plus j'éprouve le besoin d'effleurer le corps, comme mue par un respect accru vis-à-vis de l'être humain étendu devant moi, de cet édifice anatomique qui a évolué au fil du temps. Dans ses observations et ses interprétations, le médecin légiste n'a pas droit à l'erreur, il ne peut travailler sur des hypothèses, il doit obtenir des certitudes comme celle, éventuellement, de ne pas savoir, et il se doit de le mentionner clairement dans un rapport qui servira de base au magistrat et aux parties.

Les faits sont quelquefois complexes, ou déformés lors de l'enquête préliminaire par des témoignages plus ou moins fiables ; ils seront néanmoins toujours pris en compte. J'ai ainsi gardé souvenir d'une altercation verbale entre deux voisins. L'un d'eux chute et meurt sur le coup. Les lésions constatées sont en rapport avec la chute, mais insuffisantes pour expliquer la mort. Par contre, le cœur est pathologique et présente un infarctus ancien. On pouvait en rester là, considérer la chute comme la conséquence d'un malaise provoqué par un trouble du rythme cardiaque sur infarctus ; mais l'altercation interpelle la famille, le magistrat et les policiers en charge de l'affaire. Ils se sont alors interrogés sur son rôle dans le déclenchement du trouble du rythme cardiaque. La famille parle de stress dû aux propos véhéments du voisin. Le dossier du médecin traitant est saisi, étudié, corrélé aux constatations anatomiques, pour permettre au juge un juste partage des responsabilités.

Au cours d'une rixe, un coup de feu est tiré à quelques centimètres de la tempe de la victime, c'est-à-dire, dans notre langage, à bout portant, ce qui exclut en général l'origine accidentelle, mais conduit à l'idée d'une exécution, parfois avec préméditation. Tu mesures ici les conséquences de l'observation du médecin légiste et de ses affirmations sur la prise de décision du magistrat vis-à-vis de l'auteur des faits !

Lorsque le médecin légiste pratique l'autopsie, il doit « oublier » le corps, ne penser qu'à la lésion et aux liens de causalité entre celle-ci et le décès. Il reconstruit à partir de son constat la cinétique des faits, localise les plaies, les traces de lutte, et les resitue dans leur environnement et leur contexte. Le résultat de l'examen médical est toujours urgent, car il convient de débloquer la situation d'attente des familles. Il permet au magistrat de classer l'affaire d'une mort suspecte en mort naturelle si aucun élément à charge n'a été mis en évidence, levant ainsi le doute et replaçant la mort dans son cadre normal ou accidentel. Le médecin légiste effectue des prélèvements lors de l'autopsie afin de permettre à différents laboratoires d'affiner le diagnostic porté : ainsi du cas d'absorption d'un produit toxique, par exemple, ou de l'examen au microscope d'un organe à la recherche d'un état pathologique passé inaperçu ou d'une lésion antérieure afin d'en dater l'ancienneté.

Au cours de l'autopsie, le médecin s'attache à cerner quel était au juste l'état de santé de la victime avant son trépas. Cet état est parfois découvert de façon fortuite, en cours d'examen, mais, dans un contexte de mort criminelle ou suspecte, cet élément revêt toute son importance. Tout le travail du légiste consiste en somme à permettre de baliser le chemin de la mort, et le praticien devient, à ce titre, le témoin de la vie antérieure de la victime et celui qui « reconstitue » sa mort.

L'autopsie est la pièce maîtresse du parcours judiciaire. L'examen médical constitue parfois l'élément déclenchant, comme pour ce sans domicile fixe enveloppé d'une couverture, gisant sous le porche d'un immeuble, dans un passage peu fréquenté. En promenant son chien, un habitué du quartier constate que l'homme n'a pas bougé depuis la veille ; il appelle les secours, mais le SDF est déjà mort. L'enquête policière est brève ; il faisait froid en cette période de l'année, la couverture très sale était imbibée d'un liquide rougeâtre ressemblant à du vin ; la victime était d'ailleurs très portée sur la boisson, d'après le voisinage. Lorsque, à l'autopsie, le médecin légiste constate le fracas facial avec multiples fractures du nez, de la mâchoire et de l'orbite gauche, l'affaire prend une tout autre tournure. Le faciès des alcooliques, souvent déformé par les coups, les chutes, bouffi par l'alcool, peut égarer l'œil de l'observateur sur le lieu de découverte du corps, d'autant plus que la coloration violette du visage, due au froid et au vin, peut masquer un traumatisme profond. Dans le cas présent, l'examen permit de découvrir des plaies du crâne enfouies sous une énorme chevelure collée par la crasse et le sang. L'homme était bien mort de coups violents portés à la tête. L'enquête, immédiatement réactivée, s'est alors orientée vers un groupe de partenaires de boisson disparus du paysage depuis quelques jours. Aucune famille ne put être retrouvée. L'homme est parti seul, comme il avait vécu, et a été inhumé par la Ville au cimetière de Thiais.

Les reconstitutions ne laissent jamais indifférents les différents partenaires et notamment les proches : c'est en effet le moment où l'on envahit l'espace privé de la victime. Le présumé coupable est accompagné de ses avocats, et ceux de la partie civile entourent la famille. À la demande du magistrat, il reproduit les gestes dont il se souvient, reconstruisant ainsi la scène du crime. Le mort n'est plus là physiquement (il est enterré depuis longtemps), mais le médecin légiste le représente, récapitulant toutes les blessures observées sur le corps. Dans nombre de reconstitutions, l'espace est inconfortable, parfois sale et malodorant, car condamné depuis les faits. Il est fouillé de fond en comble par les services de police en quête d'indices.

Ce jour-là, le lit de la victime est disloqué, les lattes cassées, car l'agresseur aurait sauté sur elle à pieds joints, provoquant une suffocation par fracas costal et écrasement. Dans un coin de la pièce, mon attention est attirée par un énorme éléphant bleu en plâtre ou en porcelaine, resté intact comme par miracle sur un petit meuble en bois. Soudain, ma pensée s'échappe un moment, car il incarne pour moi la sagesse : un porte-bonheur ! Mais on est bien loin de cela... Animal mythique en Inde, considéré comme le support du monde, on raconte là-bas qu'il provoque, par ses mouvements, les tremblements de terre, et c'est bien un séisme qui a ravagé cette pièce : une bagarre d'alcooliques a dégénéré pour un motif futile, une griffure au visage mal tolérée, et la scène s'est close sur une vengeance disproportionnée. Au bout d'un long moment, le prévenu reconnaît la violence des coups ; ses aveux m'arrangent : je vais enfin pouvoir quitter ces lieux bien peu hospitaliers...

Toute la nuit, sous une pluie battante, on reconstitue les derniers moments d'un jeune homme tabassé à coups de bouteille et à coups de pied. Vingt-trois témoins, dont certains terrorisés à l'idée de déposer, bredouillent quelques mots presque inaudibles ; d'autres, en état de manque d'alcool ou de drogue, s'impatientent, contrariés d'avoir été convoqués pour témoigner. Certains racontent que le corps de la victime gisait dans telle position, d'autres dans une position différente, ce qui complique la détermination de la cinétique des coups correspondant aux lésions observées. Ce climat d'appréhension et d'imprécision est peu propice à faire ressortir la réalité des faits. La famille muette, excédée, est contenue par son avocat. C'est là que tout l'art du magistrat, éclairé par le médecin légiste, doit se manifester pour extraire les dires positifs relatifs à de tels événements.

Le couloir des caves, particulièrement humide, est tapissé de salpêtre. Dans le local à poubelles, deux prévenus relatent les faits : la drogue, les mauvais regards, une histoire de fille, et tout s'enclenche. La victime veut fuir, mais est rattrapée, sortie de force du recoin où elle se terre, traînée sauvagement avant d'être achevée. L'atmosphère est oppressante, les coups sont plusieurs fois reproduits par les agresseurs. La traque est vécue en direct par les spectateurs de cette scène criminelle confinée dans un lieu sordide.

Parfois le prévenu est amnésique ou a intérêt à faire jouer à la victime le mauvais rôle, et c'est là que le médecin légiste rappelle la localisation des lésions traumatiques du corps, démontrant que la version exposée par le prévenu n'est pas compatible avec la topographie des blessures. Tu vois qu'en interagissant avec le mort, on affecte le vivant en modifiant parfois ses souvenirs et sa propre appréhension de l'événement. Plus tard, le médecin légiste représentera encore la victime aux assises afin qu'à l'issue du procès justice lui soit rendue.

La famille suit le même cheminement que la victime : l'autopsie n'est pour elle qu'une étape, la première dans le processus de recherche des causes exactes de la mort. Le deuil ne commencera vraiment pour elle qu'au moment du verdict final, c'est-à-dire souvent des mois – parfois des années, s'il y a appel, voire cassation – après la disparition de l'être cher.

En d'autres circonstances, le médecin légiste n'apparaît pas comme le « défenseur du mort » aux yeux des proches. C'est lorsque le magistrat, au vu des résultats de l'examen médical, classe l'affaire en suicide. Très souvent, les familles n'acceptent pas cette version du suicide, ou l'énoncé de certains comportements déviants révélés par l'autopsie. Elles reçoivent ces révélations comme une source d'accablement supplémentaire, même si elles en soupçonnaient ou connaissaient l'existence. Il faut bien comprendre, tu t'en doutes, que dans ces « morts judicaires » la vie privée est minutieusement explorée et largement diffusée dans les rubriques faits divers des médias. Les tiroirs sont vidés, les disques durs et les téléphones portables décryptés. La famille en veut à ceux qui ont mis au jour une « honte cachée », et ce d'autant plus que le corps lui a été enlevé. La souffrance de la perte du défunt se vit alors dans le déshonneur, assortie d'un sentiment de culpabilité aggravé.

Une femme morte vient d'être admise à l'IML. Sa longue chevelure blonde encadre un visage outrageusement maquillé. Le personnel lui ôte sa robe décolletée, ses sous-vêtements finement brodés, ses chaussures à talons aiguilles, et marque un temps d'arrêt à la vue du sexe masculin de la victime, alors qu'un prénom féminin est inscrit sur l'ordre d'envoi du corps. L'enquête policière confirme qu'il s'agit d'un transsexuel qui a modifié officiellement son prénom. L'attitude de la famille est surprenante : elle se présente à l'accueil de l'IML la veille du jour prévu pour le départ du corps. Elle dépose des vêtements, dont un costume, une chemise, une cravate pour habiller le défunt qu'elle désigne par son prénom d'origine, méconnaissant ou feignant d'ignorer ce qu'il en est. L'hôtesse effectue toutes les formalités administratives sans sourciller. La victime quitte l'IML vêtue en homme élégant ; nous avons serré et attaché sa chevelure derrière la nuque afin de la rendre la plus discrète possible.

Cette période où le défunt se trouve aux mains de la justice le rend différent des autres, ceux qui relèvent de la « belle mort » selon Ariès. Alors qu'il échappe à son entourage en passant ainsi entre les mains de la justice, l'entourage, lui, n'échappe pas à celle-ci. C'est ce qui explique la profonde colère des familles envers des institutions comme la nôtre quand elles estiment qu'on a retardé la restitution du corps et révélé un passé qu'elles auraient souhaité voir occulté.

L'homme face à la mort

On ne peut parler de mort si on ne parle pas de vie. Heidegger a écrit : « L'être humain est à peine né qu'il est déjà assez vieux pour faire un mort. » La vie débute par un cri, celui du nouveau-né, puis se continue par un parcours, quelles qu'en soient la durée, la richesse ou la pauvreté, quelles qu'en aient été les difficultés, les embûches, les peines et les joies, les aventures et les découvertes, les lumières et les zones d'ombre, que l'on ait marché avec légèreté ou sous la contrainte, d'un pas lourd ou alerte, rapide ou lent, la tête libre ou pleine, l'esprit clair ou embrumé… Toutes ces différences feront la richesse de notre vie jusqu'au terme de la trajectoire, bien résumée par ce vers de Corneille : « Chaque instant dans la vie est un pas vers la mort. »

Vie et mort sont liées dans notre corps vivant où les cellules meurent et où de nouvelles cellules apparaissent ; l'on connaît bien le processus de cicatrisation et de réparation des tissus lésés, parfois activé par la greffe de cellules jeunes ou immatures qui repeuplent les zones manquantes ou altérées. Les mécanismes de vie et de mort cellulaires s'ouvrent à la recherche médicale en thérapie génique pour réparer, rénover, reconstruire ou consolider les tissus de notre corps.

La vie est perçue par certains comme la somme des forces par lesquelles la mort est tenue à l'écart et en échec, mais aussi et surtout comme l'équilibre des fonctions naturelles de notre corps dans la meilleure harmonie possible. Pour les médecins, vie et mort sont essentiellement fonctionnelles et organiques ; le trépas est perçu comme l'inactivation spontanée des organes essentiels et l'impossibilité du retour à la normale. C'était déjà la conception de Bichat qui, dès le XVIIIe siècle, a cherché à mieux définir la physiologie de la mort en écrivant : « La vie est l'ensemble des fonctions résistant à la mort. » La mort correspond à l'arrêt des fonctions végétatives, c'est-à-dire respiratoire, cardiaque, nerveuse, qui va déterminer la mort cérébrale, et ce sont les critères de cette mort encéphalique qui, depuis 1996, permettent de déclarer un individu légalement mort.

Cette définition de la mort a été adoptée par le législateur pour répondre aux inquiétudes à l'idée d'une inhumation prématurée. Toujours, dans la société, ont régné l'effroi d'être trop rapidement considéré comme mort, et la crainte du sort réservé à la dépouille, souvent trop vite écartée du monde des vivants, crainte et effroi illustrés par des exemples de résurrection plus ou moins romanesques véhiculés depuis le Moyen Âge. C'est pourquoi, dès le début du XIXe siècle, le Code civil a exigé – sauf risques de contagion – un délai raisonnable de vingt-quatre heures avant toute inhumation. Cela a aussi permis de résoudre certaines difficultés rencontrées pour effectuer des prélèvements d'organes sur des sujets plongés dans un coma irréversible, chez qui la circulation vasculaire est maintenue alors qu'ils sont en état de mort cérébrale (la greffe a en effet besoin de tissus vivants pour remplacer ceux qui sont morts).

Tout médecin, dans l'exercice de son métier, est confronté à la mort et aux familles de morts. Pourtant, au cours de ses études de médecine, il n'est pas formé à cette confrontation avec la mort. Dans le serment d'Hippocrate, il n'est question que de soins destinés à « préserver et promouvoir la santé... ». On pourrait penser que tous les signes cliniques des maladies enseignées pourraient effrayer l'étudiant, mais, très vite, il entre en possession de sa science et forge ses qualités en acquérant le pouvoir médical. Il n'empêche qu'au fil de son parcours professionnel la mort d'un de ses malades l'interpellera toujours, car il peut en venir à la considérer comme l'échec de son pouvoir, le résultat d'une erreur de raisonnement, d'une lacune dans ses connaissances, ou d'une faute technique.

Souvent, le médecin fuit la mort, se dérobe à l'événement, ne souhaite pas toujours en rechercher la cause par crainte d'être confronté à son propre échec. Son titre et sa gloire, le médecin les tire de son aptitude à guérir, à repousser et à éliminer la maladie, à tout faire pour combattre la mort. De nos jours, le médecin rêve de travailler dans la prévention et la prophylaxie, pour éviter la douleur et son retentissement sur le corps et l'âme. Il s'estime par ailleurs seul juge des symptômes et du contrôle de la vie. Que devient le malade dans un tel cadre ? Ne serait-il pas dépossédé des forces qui lui permettent d'endurer la souffrance et, encore plus, de supporter la mort ? Car, face à une mort brutale et inattendue, l'être humain, s'il se trouve démuni, seul avec lui-même face à l'épreuve et à la réalité de ce fait irrémédiable : le passage subit de vie à trépas, puise au fond de lui une force d'adaptation réflexe, comme mû par instinct animal, qui le rend capable d'affronter cette réalité. Dans une étude sur les chimpanzés publiée récemment dans une revue américaine, James Anderson évoque chez le singe ce que l'on peut rapprocher le mieux d'une conscience de la mort : « La mort venue, le groupe s'est éloigné du corps, mais, peu après, la fille adulte de la disparue est revenue et a veillé sa mère toute la nuit. » Cette faculté d'adaptation face à la mort diffère chez chacun de nous, mais cette diversité n'autorise aucun jugement, et en ce domaine seul le respect est approprié.

J'ai rencontré dans mon parcours de médecin légiste, je te l'ai dit, des familles endeuillées qui n'avaient pas eu la possibilité de voir leur défunt avant la mise en bière, et qui, au fil du temps, ont nourri des doutes : est-il vraiment mort ? Est-ce vraiment lui que j'ai enterré ? Comment était-il à l'instant de sa mort ? A-t-il été autopsié ? Et son corps a-t-il été bien remis en état après l'examen médical ? Bien sûr, aux yeux de certains, ce questionnement n'a aucune espèce d'importance, puisque leur défunt est bel et bien mort et enterré ! Mais c'est loin d'être une règle. J'ai aussi rencontré des adultes dont les parents avaient été inhumés sans qu'ils aient eu le temps d'« apprivoiser » la séparation. Tous le vivaient mal, alors même que les faits remontaient à plusieurs années. Le « travail de deuil » dont on parle beaucoup, ou que certains prétendent connaître mieux que quiconque, commence par la prise de conscience de la réalité de la perte de l'être cher, puis il y a les étapes suivantes à franchir : d'acceptation, de révolte contre l'événement, de tentative de trouver une issue possible à la souffrance. Si ce travail par étapes n'est pas réalisé et entériné, il risque de se révéler incomplet, mal géré, surtout dans les cas de mort brutale où tout est resté en suspens à cause de la rapidité de l'événement et de l'intrusion de la justice.

Le hall de l'accueil est envahi par une centaine de jeunes et par quelques adultes ; silencieux, ils se sont regroupés comme pour se rassurer. L'hôtesse cherche le père ou un frère aîné parmi cette communauté maghrébine. Le père, comme porté par tous dans le plus grand respect, s'assied ; il ne parle pas le français, mais deux de ses fils l'encadrent et l'assistent. Ils viennent se recueillir auprès du plus jeune, mort dans un accident de moto la nuit précédente. Roulant à grande vitesse, il a perdu le contrôle de son engin. Il ne savait pas bien conduire et, parmi ses proches, le bruit court qu'il était poursuivi par des policiers pour vol de véhicule. Les membres du groupe commencent à s'échauffer, mais nous rappelons qu'en ces lieux ils sont venus se recueillir dans le respect de leur frère mort et dans la paix, ce qui est d'emblée fermement répété par les aînés.

Dans l'accident, toute la partie droite du crâne du garçon a explosé, car il ne portait pas de casque. Le personnel a dû reconstruire la boîte crânienne en suturant les plaies et en comblant les parties manquantes : travail de professionnel effectué avec minutie et que j'encourage jour après jour. On décabosse, on reconstitue, on efface le plus possible les lésions avant que la victime affronte le regard des siens. Les frères du défunt, se sentant investis de l'organisation de la présentation, la gèrent entre eux : il n'y a aucune place pour nous. Mais je suis toujours agréablement surprise, en de pareils moments, par le respect que témoignent les jeunes à l'encadrement, et par la dignité de la famille endeuillée. Parfois, un coup de poing est asséné dans la porte ou le mur, suscité par une forte tension intérieure chez l'un d'eux, mais tout est contrôlé par les frères aînés qui s'excusent même de tel ou tel comportement excessif. Je n'ai jamais connu de débordements dans un tel déploiement de foule, alors que ses membres se comptent parfois par centaines.

Je dirai à ce propos qu'il y a un temps pour chaque chose, et que c'est, pour l'heure, celui du recueillement, privilégié et respecté par tous. En considérant ces jeunes, je perçois que ce qui les fige sur place, c'est la soudaine conscience de la réalité qui vient d'emporter l'un d'eux. Cette conscience de la mort bouleverse nos émotions, nos pensées, nos repères, en un mot elle nous retourne les « tripes », car c'est en fait la peur de souffrir et de mourir que nous éprouvons. La mort est un événement qui a pris le défunt parfois à l'improviste, mais qui prend toujours l'entourage au dépourvu, ne serait-ce qu'à cause du moment de sa survenue, immanquablement inattendue. Certains, de leur vivant, donnent pourtant l'impression qu'ils seront capables de maîtriser leur mort en la préparant, mais pourront-ils vraiment contrôler l'heure du départ, lorsqu'elle les emportera aussi soudainement qu'involontairement ? Quoi qu'il en soit, à la fin subsistera toujours chez eux un arrière-goût d'inachevé, les angoisses de la vie ne dissipant en rien celle de la mort.

Un jour, j'ai demandé à des amis de me dire ce qu'était la vie pour eux. Sans hésiter, certains m'ont répondu : un moment comme celui-ci, de partage et d'échange, de jouissance du temps présent, avec l'envie de progresser, la tête pleine de projets plus ou moins réalisables, dans un quotidien imprévu à assumer. Ainsi donc, leur ai-je fait observer, vous convenez que mon quotidien, c'est la vie ! Comme je partage la mort avec les vivants, les proches, les familles, j'ai bien vu que vous hochiez la tête pour me laisser entendre qu'il s'agissait, à l'IML, d'une situation bien particulière, qui n'était certes pas celle de tout le monde. À mes yeux, en fait, la vie et la mort sont comme deux forces en conflit, qui s'attirent et se repoussent, puis finissent par se rejoindre. Étudiants, on nous apprenait en physique la loi de la gravitation mise en évidence par Newton. Attirance et répulsion signent un même combat perpétuel dont nous n'avons pas conscience, et c'est tant mieux : le combat de la vie.

Toi, mon ami et confident, tu m'as alors débité toute une diatribe sur la mort. Tu m'as parlé de Heidegger dont les écrits sur l'être et le temps, tout comme ceux des Grecs anciens, définissent l'homme comme essentiellement « mortel » : un « être pour la mort », ouvert en permanence à la perspective de mourir, contrairement à l'animal qui, lui, « ne meurt pas, mais périt ». Dans ses écrits, le philosophe allemand renoue avec une tradition qui remonte au christianisme et même, antérieurement, à Platon parlant de la mort de

Socrate dans *Phédon*. En rupture avec elle, notre rapport à la mort, dans la société occidentale, ne cesse de se dégrader. La vie moderne, axée sur la consommation, le plaisir immédiat, cherche à effacer de nos consciences la perspective de la mort. Lorsque celle-ci survient soudain, c'est le vertige devant le néant.

Heidegger écrit aussi : « La mort est un indéterminé qui ne manquera pas d'arriver mais qui, jusque-là, ne nous concerne pas ; la banalité du quotidien est affairée par l'urgence de ses soucis, ceux de la vie familiale, professionnelle et sociale, et la mort ne doit pas nous en détourner, car elle est inaction et entrave. » Mais la sensibilité du monde moderne évolue ; si elle n'accepte pas la mort privée de sens, par accident de voiture ou par jeu, ou lorsqu'une victime innocente rencontre un déséquilibré sur la voie publique, par contre elle tolère la mort qui a un sens, comme celle, héroïque, d'un soldat sur un terrain de combats, ou de pompiers au cours d'un sauvetage.

C'est alors que tu m'as interrogée sur le point de savoir s'il existait, selon moi, une légitimité de la mort. Tu as poursuivi en disant que dans la société actuelle seul le hasard légitimait la mort, et tu as ajouté : « C'est cela, l'oubli de la vérité de l'être humain ! La vie n'est pourtant, pour le philosophe, qu'un lent apprentissage préparant à la mort. »

Tu m'as ensuite demandé : « Et toi, dans tout cela ? Tu n'es pas un médecin qui soigne, mais celui qui aide les familles dans le terrible instant de la confrontation avec la mort, qui contribue, en tant que médecin légiste, par les investigations que tu effectues, à rechercher et comprendre les causes de la mort, qui assiste enfin le magistrat en lui apportant des éléments scientifiques et autres destinés à l'éclairer pour confondre, juger et punir l'agresseur. Paradoxalement, tu côtoies quotidiennement la mort inattendue et, de par ta fonction, tu es une survivance de la médecine ancienne, laquelle s'intéressait plus à l'homme tel qu'il était qu'au patient qu'il a été. »

La mort d'un être cher bouleverse la vie du proche, mais, par la parole, la raison, la conscience de soi, l'être humain va se mettre en quête d'un nouvel équilibre palliant l'absence de l'autre. Certains pensent qu'il marque de cette façon sa supériorité sur l'animal.

Je voudrais te conter à ce propos l'histoire de mon chat. Un jour, je lui offris une petite souris de bois bleu, avec un mécanisme à ressort se remontant à la main. En ménageant le fragile remontoir, je manipulais ce jouet. Le chat, attentif au bruit, guettait l'animal en bois, bondissait à bas du fauteuil, s'amusait avec la souris à travers l'appartement. Un jeune enfant, venu me rendre visite, voulut m'imiter et le ressort, tendu avec force, se cassa. Le chat, prêt à bondir, vint renifler la souris qui n'avançait plus ; avec sa patte, il essaya de la stimuler, en vain. Il se posa sur son arrière-train, près d'elle, et lui tourna le dos tout en guettant chez elle une reprise de la vie. Au bout d'un long moment, il regagna son fauteuil.

Le lendemain, je reposai la souris inerte près de lui. Il détourna le regard, comme résigné.

Tu ne me croiras pas, mais, quelques jours plus tard, je rachetai une souris quasi identique. Or le chat ne s'est jamais intéressé à elle, l'ignorant avec un certain dédain que j'ai interprété comme un inconsolable désarroi suscité par le sort de sa première souris.

Si l'on veut bien y prêter attention, le comportement de l'animal n'est pas si différent de celui de l'homme. Il n'est pas si aisé d'effectuer un transfert de ses émotions et de ses sentiments lorsque tout vient de se casser. L'animal n'a probablement pas le même ressenti que l'homme, mais gageons qu'il en a un, qui lui est propre.

L'attitude de l'homme face à la mort est fonction de son vécu et de sa culture, mais aussi de l'évolution de la société qui l'entoure et le porte, de son âge, mais aussi d'autres paramètres comme l'urbanisation, qui prend le pas sur la campagne, gardienne des coutumes et des rites de mort, ou le brassage des populations dans l'anonymat urbain, avec les ruptures de continuité familiale et l'éparpillement des membres de la parentèle du fait de la mondialisation. La cohabitation entre générations est devenue impossible en ville à cause de résidences trop exiguës, du travail des membres de la famille, de l'allongement de la vie des individus, etc.

L'intense médicalisation précédant le décès en milieu hospitalier a profondément changé le rapport à la mort. Autrefois, le plus souvent, le décès intervenait à domicile, en famille. La mort est devenue solitaire, avec l'absence d'ultime échange entre le mourant et les siens.

De nos jours, la mort ne préoccupe guère les jeunes qui baignent dans une violence et une mort virtuelles. La confrontation au corps mort d'un des leurs, on l'a vu, est d'autant plus, pour eux, une prise de conscience sidérante. Le sujet plus âgé ne se préoccupe pas de la mort, mais sait qu'elle adviendra un jour ; il y pense et parfois la désire subite et rapide, comme d'aucuns me l'ont confié, mais, s'ils l'ont fait, peut-être était-ce pour conjurer le sort ou par peur d'avoir à la préparer…

Dans les sociétés traditionnelles, la mort est reconnue comme une issue nécessaire, pré-ordonnée, et le trépas individuel est pris en compte comme la perte d'un élément du groupe qui se ressoude autour du défunt. On se rassemble, on se recueille, on prépare le corps, on l'accompagne, on soutient la famille dans une épreuve qui s'inscrit dans le temps : celui d'une vie éphémère, promise à une fin.

Dans nos sociétés occidentales, on a fini par rejeter la mort. On l'a tellement hyper-médicalisée, on l'a si bien brandie comme une menace dans les cas de sida ou de grippe, par exemple, ou paradoxalement glorifiée quand c'était utile pour rassembler – on l'observe lorsqu'un des nôtres meurt dans une guerre ou que le leader d'une communauté vient à décéder –, que l'espace qu'on lui laisse n'a cessé depuis des années de se réduire, la condamnant au silence. Le mort lui-même est caché, évacué par l'escalier, refoulé des logements, mis en bière, transporté dans un fourgon noir ou gris, enterré à la hâte, comme pour vite effacer sa disparition et passer à autre chose. Ce détachement vis-à-vis de l'événement « mort » est repensé et assimilé par les Églises qui avaient tout pouvoir sur lui autrefois, mais aussi par les personnels du secteur funéraire qui évoluent en fonction du marché et de leurs clients pour essayer de contourner ce profond malaise, essentiellement dû à la modernité. Tous œuvrent à faire accepter la mort à ceux qui restent comme un événement naturel de la vie.

Tout cela est peut-être bien, mais ne faudrait-il pas en profiter avant tout pour redonner un sens à la vie ?

Envisager de réactiver à notre époque la symbolique de jadis serait sûrement négatif, de même qu'emprunter à d'autres cultures leurs traditions et leurs rites. Faire évoluer les mentalités sur le rapport de l'homme à la vie et à la mort pourrait rendre à celle-ci sa place, celle d'un événement inévitable, naturel, définitif, faisant partie intégrante de la vie. Dans la conception qui prévaut actuellement, la mort brutale et inattendue, celle que je rencontre quotidiennement, ne peut être perçue autrement que comme une grave injustice, puisque la mort en tant que telle n'est plus admise par principe.

La multiplication des images de morts dans les médias, photographiées et même filmées, pourrait faire croire que l'homme maîtrise mieux son rapport à la mort, mais, en réalité, l'aspect virtuel de ces morts anonymes n'est en rien proche de la « vraie mort », celle qui touche l'être dans sa chair en lui enlevant un proche. La mort télévisée en direct, parfois présentée en boucle, est essentiellement la mort des autres. Quant à la mort dans les jeux vidéo prisés par les jeunes, elle ne représente plus rien en soi puisqu'il suffit, en appuyant sur un bouton, d'abattre celui qui est considéré comme l'ennemi, et, en appuyant sur un autre bouton, de le replonger dans l'action : cette mort virtuelle est un non-événement.

Les traditions et rituels, civils ou religieux, ancrent leurs participants dans la société ; ils ne prennent en compte qu'un destinataire, le vivant, individu isolé ou membre d'une communauté. Ils jouent un rôle fondamental, d'ordre thérapeutique, essentiellement pour guérir ou à tout le moins prévenir l'angoisse de ceux qui survivent, et négocier ainsi, par le biais des symboles, le non-sens de la mort. Ces rituels qui revêtent de multiples formes ont pour but de rassurer, réconforter, déculpabiliser, revitaliser l'individu, de lui éviter le désespoir, et d'aucuns pensent qu'il est peut-être urgent d'en enrayer le dépouillement, l'appauvrissement ; mais est-ce bien là une vraie réponse ?

Dans la religion chrétienne, la mort est vécue comme la rencontre entre le croyant et son créateur, Dieu. Tout le rituel repose sur la foi dans le passage par lequel chaque homme, quittant son existence ici-bas, accède à une autre existence dans l'au-delà. Pour le croyant, l'homme revient ainsi au lieu de son origine, c'est le « retour dans la maison du Père », et ce passage est marqué, pour les catholiques, par une solution de continuité, avec prise en compte des actes de la vie terrestre, rupture puis projection dans une existence totalement nouvelle. Les incertitudes et les risques inhérents à tout passage sont représentés par la rencontre avec la justice de Dieu et la notion d'Enfer, et des prières sont dites pour aider le mort dans sa traversée. Dans ce cadre, le suicide a longtemps été considéré comme un péché privant le défunt des rituels funéraires et de son passage par l'église. Cet interdit a persisté jusqu'au milieu du XXe siècle ; il est toujours posé, mais le corps a désormais droit à des funérailles normales.

Pour les protestants, la mort est une coupure de la relation avec la vie, une remise de la personne telle qu'elle est entre les mains de Dieu. L'écoute et les prières sont pour ceux qui restent. Le suicide ne fait pas l'objet d'un jugement de valeur. La mort violente peut être justifiée par le fait que l'absurdité est une notion reconnue et que certaines morts peuvent en être entachées, ne pas avoir de sens.

Dans la religion musulmane, la mort est inscrite dans la destinée de l'homme, elle est inéluctable, il s'agit simplement du passage d'une vie éphémère à la vie éternelle. Le musulman redoute la mort dans la solitude, il doit être entouré ; la mort est donc ritualisée et la présence de la communauté apparaît comme une nécessité. La toilette rituelle est pratiquée par trois ablutions, le corps est déposé dans un linceul pour être inhumé tel quel en terre. La purification du corps est accompagnée de la lecture de versets coraniques par l'imam. Le visage est laissé à découvert. Le corps du défunt est orienté vers La Mecque lors de la présentation aux familles. Le suicide est fortement condamné, il ne témoigne pas de la « bonne mort » du croyant, mais Dieu seul peut juger de la valeur de l'acte, la science humaine ne pouvant qu'en apprécier les circonstances.

Dans la religion juive, la communauté est également très présente dans le deuil de l'un des siens. La mort est une déchirure et s'accompagne d'ailleurs d'une lacération symbolique des vêtements. Elle marque l'accession à une vie autre, dans une acception positive. Le corps et l'âme sont deux entités antinomiques, mais associées dans une collaboration indispensable, car l'âme souffre des mauvais traitements réservés au corps, et le suicide est condamné. La toilette rituelle est réservée aux personnes très religieuses et s'accompagne de la lecture de versets de la Torah. Le corps est enveloppé d'un linceul blanc avec un peu de terre d'Israël. Le défunt est veillé avec lecture de psaumes et prières.

Face à tant de difficultés vécues soudainement comme insurmontables, l'individu dans l'épreuve n'a pas toujours en lui les ressources suffisantes et ne trouve pas toujours, pour l'aider, les repères nécessaires. Pour mobiliser ses forces avec courage et affronter la mort, il doit être avant tout rassuré. Une aide utile me paraît résider dans la présence parfois silencieuse d'un accompagnant neutre auprès de lui, bien plus qu'en des paroles formatées, proférées dans un cadre artificiel. Face aux blessures vives de l'âme, les mots prennent en effet une résonance particulière. Le noyau dur qu'est le « mot » joue un rôle différent selon le contexte ; il peut immédiatement réconforter, mais peut aussi vite se transformer en projectile mortel. Depuis huit ans, à l'IML, une psychologue prend en charge les familles de victimes et, comme elle, je pense que l'accompagnement des proches, avec ou sans mots, accomplit parfois des miracles. Ce n'est pas la durée de la prise en charge des familles qui importe, mais ce que l'on met dans l'accompagnement. Le fait de dire à certains : « On est là, on est près de vous ! » suffit à les rassurer, car, à leurs yeux, ce sont des professionnels de la mort qui leur parlent. En fait, ce sont les familles elles-mêmes qui accordent de l'importance à l'accompagnateur, ce n'est pas lui en tant que tel qui a de l'importance : il ne joue là qu'un rôle de passeur. « Je ne suis pas dans une attitude de thérapeute, je ne fais que tendre ma main, dit la psychologue, mais je n'oblige personne à la prendre, j'accepte le refus ; mon but est d'offrir une aide la plus acceptable possible, sans jamais être intrusive. On est loin, ici, du travail habituel du psychologue, car les personnes que nous voyons n'ont pas choisi de venir consulter, et je pense même qu'elles ont le droit de me refouler en prenant connaissance de ma fonction. »

Il faut en effet avoir en tête que l'excès d'accompagnement et la surprotection risquent de devenir encombrants dans ces phases aiguës de désarroi et de vertige dus à la douleur. Peu habitués aux situations de mort brutale et inopinée, c'est dans le désir de bien faire, voire de trop bien faire, que des « soignants » s'investissent parfois pleinement mais maladroitement, laissant alors une trace négative de leur passage. Il faut une « sympathie » bien dosée entre celui qui parle et celui qui écoute, mais l'excès de « sympathie » risque de transformer et de déplacer l'écoute. Tout est question d'équilibre dans la situation rencontrée.

À chacun son opinion : certains considèrent que la confrontation avec ce qu'ils appellent la « matérialité de la mort » ne doit pas être généralisée ni rendue nécessaire à l'acceptation de cette réalité ; d'autres parlent d'idéologues trop bien intentionnés forçant les proches à voir leur défunt à leur corps défendant. Pour ma part, je pense que toute approche dogmatique constitue une profonde erreur et qu'il n'est pas, en la matière, de guide pratique de bonne conduite. Le ressenti de la mort est une affaire personnelle, propre à chacun des proches impliqués dans le drame. L'accompagnant doit mesurer la capacité d'acceptation de chaque membre de la famille face à cette épreuve individuelle, d'autant plus que dans le cas de mort brutale l'anticipation n'a pas joué son rôle protecteur. Le proche est blessé par une plaie vive brutalement ouverte, et se présente comme un être démuni. Il est venu jusqu'à l'IML pour visiter son défunt et est rongé par l'angoisse et la peur. L'accompagner prend alors toute sa valeur dans l'instant d'échange sur le défunt, pour le guider dans la confrontation avec la réalité, si elle s'impose à lui, ou pour lui rappeler que la démarche peut être reportée à un moment plus opportun pour lui, quand il se sentira prêt pour cette rencontre. En revanche, il me paraît utile de donner un sens au seul fait d'être venu près de la victime, car c'est déjà, en soi, une démarche qui a de la valeur. « Je ne regrette pas d'être venu jusqu'à lui » est un propos que j'ai souvent entendu. J'ai vu des familles revenir ensuite vers le défunt pour lui parler plus longuement, comme si elles s'étaient déjà appropriées la séparation.

Les attitudes des familles se révèlent on ne peut plus différentes. J'ai rencontré des gens envahis par la peur phobique d'approcher le défunt, mais qui désiraient quand même le voir, comme pour se faire mal et donner ainsi consistance à leur souffrance. J'ai aussi observé des proches donnant l'apparence de la bravoure pour affronter la rencontre avec le défunt mais qui avaient tout autant besoin d'accompagnement, car ils s'effondraient au tout dernier moment. Expérience faite, je suis convaincue que l'aide est importante dans tous les cas de mort soudaine et quelle qu'ait été la violence des faits. Le respect de l'attitude des proches est un élément de base, et la neutralité de l'accompagnant dans son aide est fondamentale. Tous ceux que j'ai pu aider m'ont toujours remerciée de leur avoir permis de voir leur défunt autrement, d'avoir calmé un instant leur angoisse de la confrontation avec « leur » mort, leur permettant même, quand cela était possible, de l'embrasser. Je pense qu'une aide bien préparée, bien mesurée dans toutes ses dimensions, est nécessaire dans tous les cas de mort brutale, mais peut l'être aussi dans tous les autres cas : même quand cette dernière, après un temps de longue préparation, est attendue, la démarche d'accompagnement, elle aussi progressive, pourra être la bienvenue.

La Maison du mort

Le mot « Morgue » est utilisé pour désigner l'IML par ceux qui ne connaissent pas l'histoire du bâtiment et de son cheminement dans Paris. Au surplus, le mot a pris dans notre société actuelle une connotation péjorative, sordide, synthétisant tous les fantasmes de la mort, de l'horreur du sang et de la violence, du rouge et du noir. À l'époque actuelle, ce bâtiment est devenu la « Maison du mort », le lieu ou l'on prend soin du mort : on l'examine médicalement, on le répare si besoin est, on le prépare avant de le rendre à sa famille, toujours dans le respect de l'être qu'il fut.

Dans cette bâtisse de brique rouge qui jure quelque peu parmi toutes les tours de verre et d'acier du quai de la Rapée, des médecins examinent quotidiennement les victimes de la ville, le personnel reçoit familles et amis, prend soin des corps, les surveille tout le temps nécessaire avant leur départ vers l'endroit où ils reposeront. Lorsque leurs proches ne peuvent s'occuper d'eux, le plus souvent pour des raisons financières, ou ne les réclament pas, voire les rejettent pour des motifs qui leur sont propres, ils sont inhumés par nos soins avec l'aide de la ville où a été constaté leur décès, et nous veillons à ce que chacun ait droit à une sépulture décente. Tel est le vrai travail de l'Institut.

Il est vrai qu'un long chemin a été parcouru, avant cela, grâce à des hommes d'État ou à certains médecins qui furent des sommités dans leur art, au XIXe et dans la première moitié du XXe siècle, comme les professeurs Thoinot, Balthazar, Piedelièvre, Dérobert, qui tous se sont penchés sur les morts comme ils se penchèrent sur les vivants, pour faire évoluer ce qui fut autrefois la Morgue.

En effet, la Morgue a bien existé dans le Paris d'autrefois, et a plusieurs fois changé d'adresse, mais elle est toujours restée implantée au cœur de la cité. Elle a commencé à faire parler d'elle lorsqu'elle a pris possession de la basse geôle du Châtelet, en 1734, mais l'insoutenable horreur des lieux, à l'époque, conduisit à son transfert, en 1804, quai du Marché-Neuf, à l'angle du pont Saint-Michel, au sud de l'île de la Cité. En

1864, elle déménage à nouveau pour s'installer quai de l'Archevêché, à la pointe de l'île de la Cité, derrière le chevet de Notre-Dame. Toujours dans un souci de salubrité, et pour faciliter l'accueil des corps, elle rejoint en 1923 son emplacement actuel, quai de la Rapée, place Mazas. On m'a fait l'honneur de m'en confier la direction en 1988.

D'après les archives de l'époque et le travail de quelques historiens, on retient qu'en 1674, avant que Louis XIV ne rattache toutes les juridictions seigneuriales des villes, faubourgs et banlieues de Paris à la justice du Châtelet, chaque seigneur avait son lieu de dépôt destiné aux cadavres, et était chargé de toutes les procédures relatives à leur identification. C'est ainsi que l'on trouve, dans les archives de la justice du prieuré de Saint-Martin-des-Champs, qu'en 1771, lorsqu'on relevait un cadavre sur ce territoire, il était transporté sous un orme de la petite place appelée cour Saint-Martin, devant la prison, pour être exposé aux regards du public afin de faciliter sa reconnaissance et la découverte des causes de la mort puisque, à cette époque, la médecine légale n'existait pas. À l'horreur de cette exposition publique pour la population parisienne – bien qu'elle attirât la foule des promeneurs – s'ajoutait la puanteur liée à la décomposition des corps. Il fut donc décidé, dans un souci d'hygiène, de regrouper en un lieu unique et plus discret les corps des victimes, et c'est alors que fut privilégiée la basse geôle du Châtelet, autrefois située sur l'actuelle place du même nom.

En 1768, cette basse geôle, située dans la cour du Grand Châtelet, servait à l'exposition des cadavres non reconnus ou non réclamés sur-le-champ. C'est à cette époque qu'elle fut appelée « Morgue », du verbe *morguer* qui signifie « regarder fixement ». Dans ce lieu accessible au public, les corps étaient exposés afin d'être reconnus et ainsi identifiés, si on voulait bien les regarder fixement, avec insistance, avant d'être ensuite inhumés. Cette technique d'observation était d'abord pratiquée par les geôliers qui, en ce même lieu, exerçaient une autre fonction à un second guichet : celle d'identifier les prisonniers qu'on leur amenait pour en reconnaître éventuellement certains – c'était en quelque sorte la préhistoire de l'identité judiciaire ! La reconnaissance des cadavres était fondée sur l'observation des badauds, et le cachot ainsi transformé en vitrine. Le geôlier scrutait les yeux du public, car le premier cillement était considéré sinon comme le bon, du moins comme le plus important, comme si « le mort accrochait le regard de ceux qu'il connaissait ». Étant donné l'exiguïté des lieux, on pouvait faire signe directement au geôlier en cas de reconnaissance.

Dans *Le Guide des amateurs et des étrangers voyageurs à Paris*, de 1786, il est fait mention de la Morgue « où l'on exposait les cadavres de ceux qui ont péri misérablement ». Cet endroit « était un réduit infect d'ou s'échappaient sans cesse les émanations les plus fétides ; là, les cadavres, jetés les uns sur les autres, attendaient que les parents, une lanterne à la main, vinssent les y reconnaître ». La municipalité de l'époque y apporta quelques améliorations, mais l'endroit ne fut jamais bien propre : « On avait pratiqué à la porte une espèce de lucarne par où, en se bouchant le nez, on regardait les corps qui étaient étendus ; ce lieu était rarement vide. Rien de plus affreux... »

Sous le Premier Empire, après la démolition du Grand Châtelet, la Morgue fut installée en 1804 dans l'ancienne boucherie du quai du Marché-Neuf, dans un quartier de Paris grouillant de monde, au milieu d'une activité intense. Le trafic était très important sur le pont Saint-Michel, les chevaux tiraient diligences, calèches, charrettes de vivres et de tonneaux, et se mêlaient aux femmes en robes longues qui vaquaient parmi les morts portés à bras sur des civières. Cette intrication de la vie et de la mort était alors acceptée.

Le bâtiment ressemblait à un petit monument à l'aspect de tombeau grec, avec une seule entrée fermée par une porte à deux battants. Les passants pénétraient dans un grand vestibule qui recevait la lumière du jour par le haut ; le plafond était voûté avec un arc en plein cintre du côté public et un arc de cloître côté salle d'exposition. Ce vestibule était en effet coupé par un châssis vitré derrière lequel se trouvaient deux rangées de cinq tables noires, inclinées, garnies de petits oreillers de cuivre sur lesquels reposait la tête des cadavres, de façon à être bien vue. Des bougies étaient parfois plantées de part et d'autre de la tête, « ce qui rend les traits plus visibles que dans le jour ». Sur la partie haute des corps, de l'eau fraîche coulait de robinets à pomme d'arrosoir, dans le but d'en retarder un peu la décomposition. Les vêtements du cadavre étaient suspendus au plafond à des crochets afin de faciliter l'identification.

Les passants entraient à la Morgue par curiosité ou par hasard et pouvaient ainsi reconnaître un corps exposé au regard de tous. Les visiteurs s'appuyaient à la balustrade en bois protégeant le vitrage de cette salle d'exposition où les corps étaient parfois « mis en scène » afin de favoriser leur reconnaissance. À l'époque, l'anonymat constituait déjà un problème d'ordre public : ce n'est qu'en 1792, en effet, que l'état civil républicain avait hérité des registres paroissiaux d'Ancien Régime. On le voit, tout était organisé autour de l'exposition publique et de la mémoire visuelle, laquelle, tu en conviendras, laissait une part certaine à l'aléatoire.

De tout temps, mais aujourd'hui encore, la Morgue a suscité tous les fantasmes, toutes les peurs, comme si ce lieu avait depuis toujours été un concentré d'horreurs et de crimes de sang. Si elle a toujours été tolérée comme indispensable, elle fait partie des lieux « maudits » de la capitale, un lieu de mort baignant dans la violence et l'angoisse. Personne ne fut donc fâché qu'on la reléguât ailleurs !

En 1857, l'Administration décide de déménager la Morgue, devenue par trop exiguë et vétuste. Le Conseil d'hygiène et de salubrité du département de la Seine ordonne son transfert du quai du Marché-Neuf au quai de l'Archevêché, à la pointe de l'île de la Cité où elle s'ouvrit en 1864, vers la fin du Second Empire. Les hommes en redingote et chapeau, les femmes en robe longue et capelines s'y pressaient, certains se faisaient même déposer en calèche devant ce bâtiment sobre et bas, composé de deux ailes, de part et d'autre de l'entrée principale, elle-même constituée de trois grandes ogives. Ce nouvel établissement tendait à améliorer la reconnaissance des corps déposés dans une salle d'exposition équipée d'un vaste vitrage derrière lequel étaient disposées douze dalles sur lesquelles étaient étendus les corps en dessous d'un robinet d'eau froide. L'exposition ne se prolongeait que trois jours durant, car la conservation des corps posait toujours problème. À proximité se trouvaient la salle des corps reconnus, puis celles des confrontations et de la réception des victimes, enfin le magasin avec des casiers séparés renfermant les vêtements trouvés sur les corps, les défunts étant présentés dénudés.

La nudité des corps des victimes, dans de telles conditions, eut tôt fait de transformer l'exposition en spectacle ; les parties sexuelles étaient certes dissimulées depuis l'époque de la basse geôle et, à compter de 1820, elles furent recouvertes par un tablier de cuir – « le tablier de cuir est l'uniforme de la Morgue », peut-on lire dans les archives. En 1877, cette nudité fut remise en cause par décision préfectorale, et les corps exposés dans leurs vêtements. Des améliorations interviennent ensuite grâce aux nouveaux moyens de conservation, tels que l'installation d'appareils frigorifiques en 1881. Des chambres froides rendues plus performantes par les nouvelles techniques liées au froid sont installées en

1898. La salle de présentation se trouva alors réduite du fait de toutes ces installations, et dix corps seulement pouvaient être simultanément exposés, mais les visages étaient toujours découverts, bien visibles du public.

En 1902, l'arrivée de l'éclairage électrique dans la ville constitue un appoint précieux pour la Morgue, facilitant la reconnaissance visuelle des corps. C'est à cette époque que l'établissement devient aussi une Morgue « judiciaire » : on y pratique les autopsies demandées par la justice et on y enseigne la médecine légale. C'est en 1903 qu'une décision ministérielle lui donne le nom d'Institut médico-légal.

En 1907, un arrêté du préfet de police stipule que seules peuvent avoir accès à la salle d'exposition des corps les personnes ayant un intérêt à rechercher l'un des leurs ou pouvant fournir des renseignements sur l'identité d'une personne signalée disparue. La mesure a pour effet d'écarter du lieu les visiteurs attirés là par une curiosité parfois malsaine. Cet arrêté est toujours en vigueur, mais la reconnaissance visuelle s'effectue actuellement selon des critères d'identification précis et en présence de fonctionnaires de police.

La Morgue du quai de l'Archevêché, pourtant située à l'extrémité de l'île de la Cité, fut critiquée pour sa localisation dans cette zone appelée « Pointe sinistre » par l'artiste Robida qui ajoutait : « Aucune vue de Notre-Dame du côté de l'abside ne peut être faite sans que la Morgue tienne en avant la plus grande place. Peintres, levez-vous ! On aurait voulu, dans cette pauvre vieille Cité, accumuler les tristesses qu'on n'aurait pu trouver mieux : l'Hôtel-Dieu d'un côté, la Morgue de l'autre ! Toutes les manières de mourir, naturelles et violentes, noires et rouges, la maladie et le crime, le microbe et le couteau ! » Victor Hugo qualifiait lui aussi à cette époque la Morgue d'« ingénieusement sinistre ».

Rapidement, le bâtiment ne répondit plus aux besoins du XXe siècle en raison de l'insuffisance de place et de la défectuosité des installations. En 1906, deux projets de reconstruction furent élaborés, l'un quai de l'Archevêché, l'autre place Mazas, et c'est ce dernier qui l'emporta avec la construction et l'ouverture, en 1923, de l'actuel Institut de médecine légale, situé entre la rampe du métropolitain qui aboutit au viaduc d'Austerlitz, d'une part, et la Seine, d'autre part.

Voilà l'essentiel de ce que l'on peut lire dans les archives sur la Morgue de Paris. Dès 1989, le bâtiment a fait l'objet de nombreux travaux d'amélioration de ses structures internes, notamment de son plateau technique, avec les chambres froides pour la conservation des corps, les salles d'autopsie et de radiologie ; puis, en 2003, un espace d'accueil des familles intégralement rénové a été ouvert. Un large vestibule où trônent les bustes des grands maîtres de la médecine légale – Brouardel, Orfila, Tardieu, Thoinot – accueille les visiteurs. Le patio en briques, avec sa fontaine centrale, longe le vestibule sur sa gauche. Des bancs disposés au milieu de la verdure permettent aux familles de s'asseoir un instant et de s'apaiser avant de sortir et de retrouver l'agitation de la ville. À droite du vestibule, quatre hôtesses accueillent isolément les familles ; l'endroit, lumineux, donne sur la Seine et l'on voit au loin la gare d'Austerlitz et son viaduc dont l'architecture imposante, de type Eiffel, date de 1904-05. Les salles d'attente et de recueillement en bois clair, baignées de lumière, ouvrent sur le fleuve. La salle de présentation des corps est scindée par une cloison de verre déjà décrite et qu'on a aussi rencontrée dans toutes les morgues d'autrefois. Tout au long de ces pages, j'ai évoqué cette vitre de séparation, parfois controversée, obstacle entre le mort et ses proches, mais je la considère aujourd'hui encore comme très utile pour la première rencontre où la violence du trépas suscite souvent la violence des vivants.

La mort,
« *dernière nuance de la vie* » *(Buffon)*

Depuis que je suis responsable de ce lieu, je constate une évolution de l'attitude de la société face à la mort, illustrée par des exigences de plus en plus marquées envers l'administration chargée de gérer les morts, par des demandes croissantes visant à connaître les causes du trépas, et parfois à contester la mort même. Le refus de la mort, son déni entraînent tout un cortège de troubles chez l'être humain confronté à la sienne propre, et qui jouent un rôle non négligeable dans cette évolution des comportements. Au sein de l'IML, avec l'ensemble du personnel, nous essayons de faire montre d'une grande flexibilité pour anticiper une telle évolution comportementale des familles et nous y adapter. Nous devons poursuivre cet effort en faisant preuve d'une extrême vigilance lors des prises en charge administratives, dans la gestion des dossiers et surtout lors de l'accompagnement des proches.

Je ne vais pas te parler ici du déni de la mort, de la dénégation de l'état de deuil que peut entraîner la rupture d'une histoire de vie causée par la perte d'un proche ; beaucoup d'autres les ont décrits mieux que je ne pourrais le faire. Simplement, à travers mon expérience, celle de la mort inattendue que je côtoie quotidiennement depuis plus de vingt ans, de ma rencontre avec les familles subitement endeuillées, je veux te faire part, pour finir, de quelques observations personnelles.

Dans notre société, l'attitude de l'homme face à la mort brutale, à la violence de la séparation, s'est modifiée avec le temps. Je constate un plus grand désarroi des familles qu'il y a deux décennies, alors que j'occupais déjà, à l'époque, la même fonction, et bien que ma perception fût alors différente. Tu as abordé, tout à l'heure, la question de l'immortalité de chacun à l'ère du culte de la force, de la jeunesse, de la beauté des corps, du recul de la vieillesse grâce aux traitements régénérateurs et réparateurs par le recours aux cellules souches embryonnaires et à toutes les technologies de pointe que le corps médical, garant de notre santé et de notre bien-être, ne cesse de concevoir pour faire reculer l'heure de notre fin. Tu m'as rappelé que tout est mis en œuvre, désormais, pour lutter contre la douleur des corps grâce à des traitements médicamenteux de plus en plus puissants. Or, malgré cela, il m'apparaît que le « mal-être » grandit chez les individus, jusqu'à déboucher sur une défaillance de la raison lorsqu'ils doivent faire face à un événement personnel qu'ils vivent comme une tragédie. On assiste à une augmentation du nombre des suicides, des règlements de comptes intrafamiliaux, des morts dans l'alcool, la drogue, les médicaments, dans la violence envers soi et les autres.

On est bien loin, ici, des affaires criminelles du « Milieu » du grand banditisme, que j'ai rencontrées dans mes premières années d'activité, même si des luttes de pouvoir entre jeunes caïds sans scrupules voient désormais le jour. La perte de certains repères, au sein d'une société où tout va très, trop vite, entraîne certains dans un mouvement brownien, celui de l'argent, du pouvoir, du toujours plus de tout, tout de suite. Le présent est devenu l'axe temporel dominant, où la mort ne trouve plus sa place.

Ces facteurs convergent vers le refoulement de l'idée de la mort et de sa réalité, ce qui est en passe de changer notre rapport au temps humain, et donc à l'humain. Depuis un siècle, nous sommes fâchés avec la mort. Le temps de la mort n'a plus place dans le vertige du présent ni dans les questionnements sur l'existence. Actuellement, ce qui paraît le plus important à l'individu, c'est d'être assimilé à la puissance engendrée par la vie et à son paysage virtuel, de partager un optimisme sans faille où la notion de finitude est occultée par le vivre à fond. L'attitude générale tend à effacer au plus vite toutes traces de la mort violente de peur qu'elle touche les vivants, voire ne les contamine comme une infection, une épidémie ; pour cela, il faut la refouler hors de leur vue, la bannir de leur environnement de vivants. Il convient donc de précipiter les funérailles pour certains, de vite refermer le cercueil, surtout de ne pas suggérer une rencontre avec le défunt sous la fallacieuse excuse et le pauvre alibi d'en garder une meilleure image. J'ai souvent entendu ce type d'arguments, certes de poids : « Il n'est pas présentable... il est altéré... il sent mauvais... » Alors la bière est fermée hâtivement, le mort disparaît du cercle familial, il se volatilise sans même avoir eu le temps de bénéficier d'un au revoir. Cette argumentation est avancée par des personnes qui ont peur de leur propre mort, ou qui ne souhaitent peut-être tout simplement pas avoir à soutenir les proches dans la dernière confrontation, ce qui est toujours une lourde charge pour l'accompagnant.

Dans toute mort brutale gît la notion d'histoire inachevée, parfois de conflits non résolus, de contentieux, de zones d'ombre qui subsistent. Les paroles que les proches s'étaient promis de prononcer un jour ont été perdues pour toujours.

Je respecte ceux qui parlent à leur mort comme pour compléter leurs adieux, refaire le chemin là où il s'est interrompu, la veille, il y a quelques jours ou quelques mois. C'est avec leur cœur, leurs émotions, leurs craintes, leurs ressentiments, leur colère, leur culpabilité, avec tous ces sentiments complexes et inavoués qu'ils essaient, à la hâte, de combler le vide qui vient de se creuser sous leurs pas, après un chemin parcouru ensemble, pour qu'il ne devienne pas un gouffre, avec le temps, mais pour trouver l'apaisement intérieur nécessaire à l'acceptation de la mort.

Je respecte ceux pour qui le corps ne représente plus le défunt, mais sa dépouille, et pour lesquels l'âme a quitté le corps. Ils viennent s'assurer qu'il est bien mort, faire taire le doute ; ils croient qu'ils le retrouveront en d'autres lieux.

Je respecte tous ceux qui viennent en grand nombre se recueillir auprès d'un défunt appartenant à leur communauté, parce qu'il n'est pas imaginable de le laisser partir seul, et que l'on se doit d'honorer la tradition. C'est souvent le cas dans les différentes cultures d'origine africaine, maghrébine, asiatique ou de l'océan Indien. Se trouvent par là confortés les liens du groupe. Le soutien est ici spontané, collectif, sans le besoin d'une aide particulière ou spécialisée.

Je respecte tous ceux qui trouvent plus facile de s'adresser à leur défunt par écrit et de glisser dans le cercueil des lettres, des mots griffonnés sur des photos, des dessins réalisés dans des moments de communion intime avec celui qui part. Pour moi, toutes ces démarches sont bénéfiques dans la mesure où, par respect de la victime et de ce qu'elle fut, elles contribuent à apprivoiser la perte et la séparation.

Je respecte la précipitation mise à inhumer le mort, par tradition, au sein de certaines communautés religieuses. Mais je respecte aussi les départs retardés, que ce soit dans le but de réunir l'ensemble de la famille et des amis, ou dans celui de recueillir l'argent nécessaire au transfert du corps au pays. Le temps alors s'est arrêté pour eux, ils viennent et reviennent entourer leur défunt pour aller jusqu'au bout de l'accompagnement possible, car il est impensable de laisser le mort seul. J'ai le plus grand respect pour la déférence que tous témoignent à leurs morts, loin des haines inter-communautaires qui n'ont pas ici leur place, comme si la mort avait le pouvoir de fondre, dans la paix, les prières des juifs et celles des musulmans quittant côte à côte l'IML.

C'est à un moment qui n'est jamais le nôtre que la mort emporte nos proches, nos amis. Elle nous emportera nous aussi à un moment qui sera le sien, il faut le savoir et y penser. La perte inopinée de ceux qui nous entourent est là pour nous le rappeler.

Nous conseillons aux familles dans le désarroi de se laisser guider par leurs motivations profondes vis-à-vis du défunt et d'elles-mêmes. Nous offrons notre présence, mais elle n'est nullement imposée et ne doit pas être subie, dans ce moment de vide et de choc émotionnel, mais délibérément choisie, ressentie comme utile à un début d'adaptation au changement brutal, provoqué et non préparé. La recherche de solutions, voire la maîtrise de l'ampleur de la situation viendront plus tard. Il s'agit d'un premier pas dans l'instauration d'un nouvel équilibre de soi après le départ de l'autre.

J'ai posé un regard bienveillant sur chacune des familles que j'ai rencontrées ; je crois pouvoir dire que je les ai senties poser sur moi le même regard lorsque je les ai accompagnées auprès de leur défunt.

Tout en te faisant partager un peu de mon quotidien, j'ai eu envie de m'écarter de ces chemins de vie et de mort pour profiter enfin des miens, m'emplir de la chaleur des lieux, de ces moments de paix, et je t'ai entraîné dans la préparation de Noël. Je ne me lasse pas de regarder les petits, assemblés autour de la table, aidant leur mère à préparer les gâteaux, à dessiner des animaux et des bonshommes dans la pâte sucrée et à les recouvrir de bonbons de toutes les couleurs. Ils mettront ces friandises dans de petites boîtes décorées par eux et les déposeront sous le sapin. Quelles que soient leurs origines, j'aime ces périodes de fêtes où chacun fait montre d'une rare créativité pour confectionner des cadeaux à offrir, et où, toutes générations confondues, on se retrouve autour de l'arbre illuminé par de vraies bougies.

Là-bas, la Ville lumière m'attend, si belle dans son rayonnement et sa plénitude, elle qui m'a aussi souvent bouleversée par ses souffrances, ses destinées douloureuses et parfois sordides. Au fil de toutes ces années, j'ai avancé, je suis tombée, je me suis relevée. J'ai l'impression parfois d'avoir filé comme un bateau de papier lancé sur un ruisseau turbulent par des mômes avides d'aventures, mais, plus souvent, comme une péniche lourdement chargée de charbon noir, voguant laborieusement sur la Seine, au pied de la Maison du mort. Ce sont ces impressions si diverses qui font les nuances de la vie.

Table

Prologue	9
Mort subite ou mort maudite ?	15
Mort criminelle	31
Les enfants et la mort	45
Suicides	57
La séparation	77
Indigents et isolés	95
Familles « recomposées »	103
Accidents	111
Corps en très mauvais état ou altérés	119
La recherche du disparu	131
Mort et justice	141
L'homme face à la mort	159
La Maison du mort	183
La mort, « dernière nuance de la vie » (Buffon)	195

Photocomposition Nord Compo
Villeneuve-d'Ascq

www.ingramcontent.com/pod-product-compliance
Lightning Source LLC
Chambersburg PA
CBHW070259230426
43664CB00014B/2582